Homöopathie
in der
Schwangerschaft

Sanfte Hilfe für werdende Mütter

SVEN SOMMER

Ein Wort zuvor

OBWOHL DIE SCHWANGERSCHAFT normalerweise eine Zeit blühender Gesundheit ist, kann es während dieser Periode immer wieder zu gesundheitlichen Problemen kommen. Spätestens seit der Contergan-Affäre in den Sechzigerjahren wissen wir von der Gefährlichkeit allopathischer Medikamente während der Schwangerschaft. Damals wurde ein Schlaf- und Beruhigungsmittel von der Pharmaindustrie als gefahrlos für Schwangere und Kind hingestellt und mit großem Erfolg vermarktet. Mit dem Ergebnis, dass schätzungsweise zehntausend missgebildete Kinder zur Welt kamen. Seitdem wird, mit gutem Recht, jede Medikamentenverordnung einer Schwangeren äußerst kritisch abgewogen. Wenn möglich, sollte sie überhaupt keine Medikamente der Schulmedizin einnehmen.

HIER BIETET SICH DIE HOMÖOPATHIE wie kein anderes Heilverfahren zur verantwortungsbewussten (Selbst-) Behandlung an. Homöopathische Mittel werden nicht nur seit zweihundert Jahren erfolgreich bei werdenden und jungen Müttern eingesetzt, sondern sie sind aufgrund ihrer hohen Verdünnungen praktisch ohne Nebenwirkungen.

NEUESTE WISSENSCHAFTLICHE Forschungsergebnisse bestätigen zudem die hohe Wirksamkeit der Mittel.

WENN SIE SCHWANGER SIND, kann Ihnen die Homöopathie bei gesundheitlichen Problemen also schnell, praktisch und effizient helfen. Mit diesem Kompass möchte ich Sie dabei unterstützen, gesund und glücklich durch die Schwangerschaft zu gehen.

Sven Sommer

Mit Homöopathie behandeln

Die Grundlagen dieser bewährten Therapie

Mit den medizinischen Möglichkeiten seiner Zeit höchst unzufrieden, entwickelte der deutsche Arzt und Chemiker Samuel Hahnemann (1755 bis 1843) eine Heilmethode, die seinen Patienten auf sanfte Weise schnell und sicher helfen sollte. Er nannte sie Homöopathie, abgeleitet aus den griechischen Wörtern »homeon« und »pathos«, was bedeutet: ähnlich dem Leid. Anders als die Allopathie, wie Hahnemann die Schulmedizin nannte, die bei einer Erkrankung Mittel mit entgegengesetzter Wirkung einsetzt, beispielsweise bei einem Krampf ein krampflösendes Mittel, verwendet die Homöopathie – um bei dem Beispiel zu bleiben – ein Mittel, das zwar in einer Überdosierung einen Krampf hervorruft, in einer sehr kleinen Dosis aber

W WICHTIG

Die Homöopathie basiert auf drei Grundregeln:

- Das Ähnlichkeitsprinzip: Eine Substanz, die bestimmte Krankheitssymptome an einem gesunden Menschen hervorruft, wird eingesetzt zur Behandlung bei einem Kranken, der ähnliche oder gleiche Symptome aufweist.
- Die spezielle Verdünnung, die »Potenzierung« eines homöopathischen Mittels: Sie verstärkt die Heilwirkung der Substanz (Kraftentfaltung), wodurch es nicht zu ungewollten Nebenwirkungen kommt.
- Die individuelle Behandlung: Mit der Homöopathie wird nicht nur die Krankheit behandelt, sondern der einzelne Mensch – individuell nach der ihm eigenen Symptomatik.

zu heilen vermag. Deshalb arbeitet die Homöopathie mit sehr hohen Verdünnungen (siehe Seite 6) und wurde aus diesem Grund von der etablierten Medizin immer als Placebo abgetan, als eine Medizin ohne Wirkung. Neueste Forschungsergebnisse bestätigen aber nun, was Homöopathen seit gut 200 Jahren bekannt ist, dass nämlich sehr kleine Dosen an der menschlichen Zelle den genau umgekehrten Effekt von sehr starken Dosen haben können.

Das Ähnlichkeitsprinzip

Das Wirkprinzip der Homöopathie beschreibt der Satz: »Ähnliches möge mit Ähnlichem geheilt werden« (lateinisch: »similia similibus curentur«). Hahnemann erkannte, dass eine Substanz, die beim gesunden Menschen bestimmte Krankheitssymptome hervorruft, einen kranken Menschen mit ebendiesen oder ähnlichen Symptomen zu heilen vermag.

Allgemein bekannte homöopathische Mittel, die dieses Prinzip deutlich machen, sind zum Beispiel:

- **Allium cepa**, die Zwiebel, hilft bei Fließschnupfen und tränenden Augen
- **Apis**, die Biene, hilft bei Wespen- und Bienenstichen
- **Coffea**, der Kaffee, hilft bei Schlaflosigkeit und nervöser Überreiztheit

Um herauszufinden, welche Symptome bei einem Mittel auftreten, machten Hahnemann, seine Mitarbeiter und später seine Nachfolger mit vielen pflanzlichen, tierischen und mineralischen Substanzen Versuche an sich und gesunden Testpersonen. Bei dieser als »Arzneimittelprüfung« bezeichneten Vorgehensweise werden alle Symptome, die nach Einnahme einer Testsubstanz auftreten, detailliert aufgezeichnet. Zusammen mit eventuell schon bekannten Beschreibungen von Vergiftungssymptomen entstand für jede Substanz ein eigenes Arzneimittelbild. Findet nun der homöopathische Behandler bei seinem Patienten Symptome, die dem Arzneimittelbild eines Mittels ähneln, dann gibt er das Mittel, normalerweise mit Erfolg, sodass die Beschwerden rasch abklingen. Um Nebenwirkungen, Vergiftungen und überschießende Reaktionen zu vermeiden, sind die Homöopathika hoch verdünnt. Denn Hahnemann ist es sehr wichtig gewesen, dass seine Heilweise sanft wirkt und keinen Schaden anrichtet.

Potenzieren: Kräfte sanft, aber nachhaltig entfalten durch Verdünnen

Eigentlich wäre ja zu erwarten, dass die Wirkung einer Substanz mit zunehmender Verdünnung abnimmt. Hahnemann entwickelte aber eine spezielle Methode der Verdünnung, bei der die Substanz schrittweise verdünnt und nach jedem Verdünnungsschritt kräftig rhythmisch verschüttelt wird. Diese Methode bewirkt, dass sich die Kräfte (die Potenz) des Mittels stärker entfalten. Hahnemann sprach deshalb nicht vom Verdünnen, sondern vom »Potenzieren«. Dabei wird rasch ein Verdünnungsgrad erreicht, bei dem kein einziges Molekül des Ausgangsstoffes mehr vorhanden ist, ein Hauptgrund dafür, dass viele der Homöopathie gegenüber kritisch eingestellt sind. Trotzdem zeigen die Mittel aber in modernen Studien an Mensch, Tier, ja sogar an isolierten Zellen, eindeutig nachweisbare Wirkungen. Dies kann nur bedeuten, dass die homöopathischen Mittel auch auf biophysikalische Weise wirken – wichtig gerade bei Schwangeren, weil damit das Auftreten von Nebenwirkungen so gut wie ausgeschlossen ist.

Individuelle und erfolgreiche Behandlungsweise

Um nun für einen kranken Menschen das passende homöopathische Mittel zu finden, benötigt der Behandler nicht nur eine Diagnose, etwa Husten oder Schnupfen, sondern die individuellen Krankheitssymptome. Denn ein Husten kann trocken oder feucht sein, ein Schnupfen fließen oder stocken. Für diese unterschiedlichen Symptome kommen in der Homöopathie jeweils andere Mittel zum Einsatz. Man muss dabei Wert auf kleinste Details legen. Wie sonst soll man das passende Mittel finden, da man ja die Symptome des Kranken mit denen des ähnlichsten Arzneimittelbildes vergleichen muss?

Somit wird die Homöopathie zu einer hoch individuellen Therapieweise, die auf einem streng wissenschaftlichen System aufbaut.

Als es noch keine Antibiotika gab, erzielte die Homöopathie auch bei schweren Infektionskrankheiten sensationelle Erfolge. Bei der durch übermäßige Anwendung ständig zunehmenden Resistenz von Erregern gegen Antibiotika gewinnt die Homöopathie auch hier wieder zunehmend an Bedeutung.

Wie man heute weiß, stimulieren und regulieren homöopathische Mittel die Selbstheilungsprozesse des Körpers (das Immunsystem) und stärken damit Körper und Gesundheit. Im Gegensatz dazu zielen konventionelle (allopathische) Medikamente – zum Beispiel Antibiotika – häufig darauf ab, etwaige Erreger abzutöten. Dadurch nimmt man aber nicht nur die Schwächung des Immunsystems in Kauf, sondern oft auch erhebliche Nebenwirkungen. Derart drastische Maßnahmen müssen sicher bei schweren, gefährlichen oder hochinfektiösen Erkrankungen eingesetzt werden, sollten aber nicht bei jedem banalen Infekt zur Anwendung kommen.

Neueste Studien zeigen den Erfolg

Moderne klinische Studien belegen, dass homöopathische Mittel bei vielen Erkrankungen wirkungsvoll helfen. Sowohl an Zellkulturen als auch an lebenden Organismen konnte in den letzten Jahren experimentell nachgewiesen werden, dass homöopathisch aufbereitete Substanzen selbst dann wirksam sind, wenn kein einziges Molekül der Ursubstanz mehr in der Verdünnung zu finden ist.

Für die heutige Forschung ist die Homöopathie deshalb ein brandaktuelles und aufregendes Thema geworden. Noch sind manche Fragen ungeklärt. Doch alles spricht dafür, dass die Homöopathie nicht nur wissenschaftlich auf einer fundierten Basis steht, sondern auch natur-wissenschaftlich eine höchst wirksame Therapiemethode darstellt. Dies dürfte in den nächsten Jahren zu einem revolutionären Umdenken in der Schulmedizin führen. Man könnte schon jetzt von **der** Medizin des 21. Jahr-hunderts sprechen.

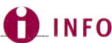 **INFO**

Es gibt keinerlei Hinweise darauf, dass die Einnahme hochverdünnter homöopathischer Mittel vor, während und nach der Schwangerschaft problematisch ist. Um auf Nummer sicher zu gehen, sollte die Schwangere – wenn von ihrem Therapeuten nicht anders empfohlen – in den hochsensiblen ersten zwölf Wochen Homöopathika nur dann einnehmen, wenn es absolut nötig ist. Nehmen Sie bitte während der Schwangerschaft ohne fachlichen Rat keine anderen Potenzen als die von mir zur Behand-lung der jeweiligen Beschwerden empfohlenen (siehe Seite 11) und wenden Sie sich beim geringsten Zweifel immer an Ihren Arzt, Heilpraktiker oder Ihre Hebamme.

Homöopathie – bei Schwangeren sehr bewährt

Da die schwangere Frau möglichst keine Medikamente einnehmen soll, vor allem dann nicht, wenn der Inhalts-stoff »plazentagängig« ist, also direkt auf das ungeborene Kind einwirkt und aufgrund seiner Wirkungen und Nebenwirkungen beim Ungeborenen zu Schädigungen führen kann, stellt die Homöopathie durch ihre Armut an bekannten Nebenwirkungen eine sichere und sinnvolle Alternative dar. Ähnliches gilt für die Stillzeit. Bevor man in diesen Zeiten zu einem Medikament der Schulmedizin greift, sollte, wenn immer nur möglich, ein Homöopathikum eingesetzt oder ausprobiert werden.

Wir nehmen heute an, dass die Homöopathie regulierend in die komplexen Regelkreise des Körpers eingreift und ihm damit bei der Selbstheilung hilft. Diese Regulation findet auf feinstoffliche oder biophysikalische Weise statt, sodass bekannte Nebenwirkungen nicht auftreten. Dies ist ein unschätzbarer Pluspunkt bei der Behandlung von Schwangeren, Müttern und ihren Kindern. Durch die Regulation werden zudem die Selbstheilungskräfte stimuliert. Das Homöopathikum ist damit, im Gegensatz zu vielen schulmedizinischen Medikamenten, die Beschwerden und Symptome nur unterdrücken, gesundheitsfördernd. Und das für Mutter und Kind!
Nicht nur Erfahrungswerte vieler Homöopathen bestätigen, dass Schwangere sowie deren Kinder während der Behandlung gesünder und robuster geworden sind; es gibt heute auch klinische Studien, die eindrucksvoll belegen, dass homöopathische Mittel den Geburtsvorgang verkürzen und erleichtern können (siehe Seite 78).

Welche Potenz ist zu wählen?

Die zur Selbstbehandlung bewährten Potenzen sind in diesem Ratgeber bei jedem Mittel angegeben (zum Beispiel: Arnica C30).In der Homöopathie gibt es D-, C-, M- und LM-(= Q-)Potenzen.
»D« steht für Verdünnung mit Alkohol im Verhältnis 1:10, »C« für Verdünnung im Verhältnis 1:100, »M« ist eine Abkürzung für eine C1000-Potenz, »LM« oder »Q« steht für Verdünnungsschritte 1:50 000.
Um eine C-Potenz herzustellen, wird vom gelösten Ausgangsstoff, der Ursubstanz, ein Tropfen mit 99 Tropfen Alkohol verdünnt und kräftig verschüttelt. So entsteht die C1-Potenz. Wird davon ein Tropfen mit 99 Tropfen Al-

kohol verdünnt (und verschüttelt), ergibt dies die C2-Potenz. Ein Mittel in der Potenz C6 wurde folglich sechsmal hintereinander im Verhältnis 1:100 verdünnt und verschüttelt, die Potenz C12 zwölfmal.

Je höher die Potenz, desto sanfter, sicherer und schneller wirkt das Mittel. Der versierte Behandler kann über die Art und Höhe der Potenz den einzelnen Menschen mit seiner Krankheit gezielt beeinflussen. Als Faustregel lässt sich aber sagen: Potenzen bis zur D12/C12 (Tiefpotenzen) wirken mehr auf der körperlichen Ebene, mittlere Potenzen bis zur D30/C30 sowohl auf der körperlichen als auch der energetischen Ebene, Potenzen über der D30/C30 (Hochpotenzen) überwiegend auf der energetischen Ebene.

Das Wichtigste für die erfolgreiche Anwendung ist aber, das für den Patienten jeweils passende Mittel zu finden. Haben Sie das richtige Mittel gewählt, gleichgültig, in welcher Potenz, dann wird es Ihnen danach fast immer besser gehen. Bei einem falschen Mittel dagegen wird sich der Krankheitszustand nicht bessern.

ⓘ INFO

Von der Verdünnungsstufe C12/D24 an befindet sich übrigens rechnerisch kein einziges Molekül der Ausgangssubstanz mehr im Mittel, und selbst bei einer C6/D12-Potenz ist die Anzahl der Restmoleküle so gering, dass auch bei giftigsten Ausgangssubstanzen keine bekannten Nebenwirkungen mehr auftreten. Nach unserem heutigen Wissensstand gehört die homöopathische Behandlung mit Mitteln in diesen Potenzen zu den sichersten Therapieformen überhaupt.

Globuli und andere Darreichungsformen

Die homöopathischen Mittel sind sowohl als Tropfen, als auch als Tabletten und als Globuli (Zuckerkügelchen) erhältlich. Wenn nicht anders aufgeführt, werden in diesem Kompass grundsätzlich die Globuli empfohlen. Sie sind einfach und sicher in der Handhabung, überdies werden sie bei der Zusammenstellung von Haus- und Reiseapotheke bevorzugt.

- Der Zuckergehalt der Globuli ist bei der angegebenen Dosierung so gering, dass dies auch für die meisten Diabetiker unbedenklich ist.
- Beachten Sie, dass die Tropfen einen hohen Alkoholgehalt haben.
- Die Tabletten bestehen aus Milchzucker und dürfen bei Laktoseintoleranz nicht gegeben werden.

Richtige Dosierung und Einnahme der Mittel

Alle Angaben gelten nur für diesen Kompass!
Die Gabe eines einzelnen Mittels beträgt bei einer Erwachsenen jeweils:

- **bis zur D/C30** fünf bis zehn Globuli, fünf bis zehn Tropfen oder ein bis zwei Tabletten.
- **ab D/C30** fünf Globuli, fünf Tropfen oder eine Tablette.

Bei der Einnahme ist eine direkte Berührung des Mittels möglichst zu vermeiden. Geben Sie es auf die Zunge und lassen Sie Globuli und Tabletten im Mund während einer Minute langsam zergehen. So erzielen Sie die bestmögliche Wirkung, denn homöopathische Mittel werden bereits über die Mundschleimhaut aufgenommen. Nehmen Sie das Mittel nicht direkt vor oder nach dem Essen, oder nachdem Sie etwas getrunken oder Ihre Zähne geputzt haben. Die Mundschleimhaut sollte frei sein von fremdem Geschmack, da sonst die Mittel weniger gut wirken. Bei der Potenz C30 ist die Wasserglasmethode besser, bei der fünf Globuli in 100 ml Wasser aufgelöst werden. Davon alle zehn Minuten einen Schluck nehmen. Vor jeder Einnahme kräftig umrühren (nicht mit Metalllöffeln!).

WICHTIG

Als Grundregel gilt: Je heftiger die Beschwerden, desto häufiger nehmen Sie das Mittel. Sobald sich Ihr Zustand bessert, nehmen Sie das Mittel seltener.

Wie häufig einnehmen?

S In hochakuten Fällen (beispielsweise bei sehr hohem Fieber, plötzlich auftretenden Beschwerden oder starken Schmerzen) kann das Mittel alle 10 bis 30 Minuten genommen werden (maximal zehn Gaben).

A In akuten Fällen kann das Mittel alle ein bis zwei Stunden genommen werden (nicht länger als einen Tag). Sobald sich der Zustand bessert, die Zeiträume zwischen den Gaben verlängern (alle drei, vier oder fünf Stunden).

N Nehmen Sie danach das Mittel zwei- bis dreimal täglich, die Normaldosis bei nicht akuten Beschwerden.

C Bei chronischen Beschwerden nehmen Sie das Mittel ein- bis zweimal täglich. Sobald Sie sich wieder gesund fühlen, setzen Sie das Mittel ab. Nehmen Sie es nur dann wieder, wenn die Symptome erneut auftreten.

Einmal: Bei hohen Potenzen wird zunächst nur eine Gabe des Mittels genommen. Wenn nicht anders angegeben, wird dann abgewartet, bis die Wirkung nachlässt. Dies kann mehrere (meist ein bis zwei) Monate dauern. Nehmen Sie das Mittel nur dann wieder, wenn die Symptome erneut auftreten.

Aufbewahrung

Starkes Sonnenlicht und stark riechende Substanzen können die Wirksamkeit homöopathischer Mittel beeinflussen. Bewahren Sie die Mittel deshalb an einem kühlen, dunklen Ort und nicht in der Nähe von ätherischen Ölen auf. Wie alle Arzneimittel sollten auch Homöopathika für Kinder unzugänglich gelagert werden.

Fragen und Antworten zur Anwendung homöopathischer Mittel

Wo sind homöopathische Mittel erhältlich?

Alle in diesem Ratgeber genannten Mittel sind in der Apotheke ohne Rezept erhältlich. Viele Apotheken bieten auch bestückte Haus- und Taschenapotheken an (siehe Seite 126). Sollte Ihre Apotheke Probleme haben, bestimmte Mittel in Deutschland zu beziehen, dann können Sie dies auch im Ausland tun (zum Beispiel in England, in der Schweiz; siehe Adressen Seite 127).

Ich habe das Mittel in einer anderen als der empfohlenen Potenz – kann ich es nehmen?

Bei Potenzen von C6 oder D12 an bis zur D30/C30 können Sie das Mittel verwenden. Nehmen Sie eine D30/C30-Potenz, außer in akuten Fällen, einmal täglich. Bei anderen Potenzen holen Sie sich bitte fachlichen Rat.

Können auch mehrere homöopathische Mittel zusammen genommen werden?

Sollten zu Ihren Symptomen mehrere Mittel passen, können Sie zwei bis drei gleichzeitig oder im Wechsel nehmen – empfehlenswert im Abstand von 15 bis 30 Minuten. Zwei der Mittel sollten dabei in niedrigen oder mittleren Potenzen (bis zur C12) gewählt, ein Mittel kann in einer höheren Potenz eingenommen werden (C30).

Was kann passieren, wenn ich versehentlich ein falsches Mittel nehme?

Die Einnahme eines falschen Mittels kann Ihnen und dem Kind (bei den hier aufgeführten Mitteln und den empfohlenen Potenzen) nicht schaden. Das Mittel wird aber auch nicht helfen. Sollte sich also der Krankheitszustand nicht bessern, dann überprüfen Sie bitte anhand der Symptome, ob Sie das passende Mittel gewählt und

auch, ob Sie das Mittel richtig eingenommen haben
(siehe Seite 11, 12).

In diesem Kompass sind nur die gängigsten der über
2000 homöopathischen Mittel aufgeführt. Sollten Ihre
Symptome zu keinem der angeführten Mittelbilder richtig
passen und sich Ihr Zustand nicht bessern, dann sprechen
Sie bitte mit Ihrem Arzt oder Heilpraktiker.

Welche Reaktionen sind nach dem Einnehmen des Mittels zu erwarten?

- **Das Mittel hilft:** Es zeigt sich eine deutliche Besserung im Befinden, sowohl körperlich als auch psychisch. Meist tritt zuerst eine Besserung des Allgemeinbefindens ein, gefolgt von einer Besserung der spezifischen Beschwerden.
- **Das Mittel hilft nicht:** Die Beschwerden bleiben bestehen und werden schlimmer. Meist haben Sie dann das falsche Mittel gewählt.
- **Das Mittel hilft anfangs gut, dann aber nicht mehr:** Bitte überprüfen Sie zunächst, ob sich die Symptome verändert haben. Veränderte Symptome müssen mit einem anderen Mittel behandelt werden. Notieren Sie die neuen Krankheitszeichen und suchen Sie nach dem dafür passenden Mittel.

Gelegentlich kann es vorkommen, dass nach der Einnahme von homöopathischen Mitteln die Krankheitssymptome anfangs etwas schlimmer werden. Diese Heilkrise ist ungefährlich, meist nur von kurzer Dauer und als gutes Zeichen zu werten, da nun die körpereigenen Abwehrkräfte gegen die Krankheit vorgehen. Warten Sie mit der nächsten Gabe des Mittels, bis diese Erstreaktion (auch »Erstverschlimmerung« genannt) abgeklungen ist. Danach bessert sich das Allgemeinbefinden, und die Krankheitssymptome verschwinden. Auch ein Fieberschub kann als Erstreaktion auftreten, wenn der Organismus versucht, hitzeempfindliche Erreger durch Überwärmung abzutöten. Sollten die Symptome bestehen bleiben oder sollten Sie sich nicht sicher sein, dann setzen Sie sich bitte mit Ihrer Hebamme, Ihrem Arzt oder Heilpraktiker in Verbindung.

Wann stellt sich eine Besserung ein?

Als Faustregel gilt: Je akuter die Beschwerden, desto rascher wird das passende Mittel helfen. Je länger die Beschwerden schon bestehen oder je unbedenklicher sie erscheinen, desto länger müssen Sie erfahrungsgemäß warten, bis sich Ihr Befinden bessert.

Können Wechselwirkungen mit anderen Medikamenten und Therapien auftreten?

Bei den aufgeführten Mitteln mit ihren empfohlenen Potenzen treten keine bekannten Wechselwirkungen mit anderen Medikamenten oder Therapien auf. Tatsächlich können homöopathische Mittel und andere Medikamente einander zu einer sinnvollen Therapie ergänzen. Auf keinen Fall aber dürfen Sie ohne vorherige Rücksprache mit dem Arzt oder Therapeuten ein verordnetes Medikament eigenmächtig absetzen.

Was ist während einer homöopathischen Behandlung zu beachten?

Bei der Einnahme homöopathischer Mittel sollten einige Verhaltensregeln beachtet werden: Kaffee, Menthol (in Zahnpasta), Kampfer und andere ätherische Öle können die Wirkung stören. Drogenmissbrauch (auch Alkohol!), verschiedene konventionelle Medikamente, Operationen, auch eine Zahnbehandlung, können die Wirkung aufheben. Ein körperlicher und ein emotionaler Schock sind gleichermaßen schädlich.

Zusammengefasst bedeutet das: Alles, was Sie körperlich oder seelisch aus dem Gleichgewicht bringen kann, sollte vermieden werden. Eine gesunde und ausgewogene Ernährung sowie ausreichend Ruhe und Schlaf unterstützen die heilende Wirkung der homöopathischen Mittel. Natürlich können und sollen Sie auch Mineralstoffe und Vitamine einnehmen (zum Beispiel Folsäure in den ersten Schwangerschaftsmonaten).

Kann ich eine homöopathische Behandlung mit anderen Therapieformen verbinden?

Ja, die Behandlung kann sehr gut zusammen mit anderen naturheilkundlichen Therapien wie beispielsweise Akupunktur, Kräuterheilkunde, Ernährungs- und Bach-Blüten-Therapie durchgeführt werden. Die Akupunktur hat sich vor allem bei der Geburtsvorbereitung und bei Problemen, die während der Stillzeit auftreten können, als sehr geeignet erwiesen. Auch die Kombination mit schulmedizinischen und zahnärztlichen Behandlungsmethoden hat sich bewährt.

Ich hatte eine Fehlgeburt. Können Homöopathika helfen, dass mir dies nicht wieder passiert?

Eine Fehlgeburt bedeutet nicht, dass Sie bei der nächsten Schwangerschaft wieder eine haben werden – im Gegenteil: die Wahrscheinlichkeit dafür ist gering. Die Homöopathie kann aber als Regulationstherapie auf jeden Fall unterstützend wirken, sodass Ihre Körpersysteme besser und reibungsloser laufen. Genaueres besprechen Sie bitte mit einem homöopathisch therapierenden Behandler oder einer Hebamme.

Ich werde einfach nicht schwanger. Kann die Homöopathie helfen?

Selbst wenn es von medizinischer Seite bei Ihnen und Ihrem Partner keinen Befund gibt, kann die Homöopathie helfen. Sie kann gezielt Körpersysteme und hormonelle Regelkreise regulieren und somit die Fertilität steigern. Einen Versuch ist es auf jeden Fall wert. Genauere Details besprechen Sie bitte mit einem homöopathisch therapierenden Behandler. Er kann auf Ihre individuelle Symptomatik gezielt eingehen.

Ich bin gerade in homöopathischer Behandlung. Kann ich zusätzlich Homöopathika einnehmen?

Dies besprechen Sie bitte mit Ihrem Therapeuten/Ihrer Therapeutin. Er/sie kann am besten entscheiden, ob und in welchem Fall weitere Homöopathika angebracht sind. Sollte er/sie nicht erreichbar sein, können Sie bei akuten Störungen die Basisbehandlung vorübergehend absetzen und nach Beseitigung der Störung wieder aufnehmen. Bitte informieren Sie Ihren Therapeuten/Ihre Therapeutin über die Selbstbehandlung, wenn er/sie wieder erreichbar ist.

Was ist eine Konstitutionsbehandlung?

Eine Konstitutionsbehandlung stärkt den Menschen auf allen Ebenen. Diese Therapieform ist angebracht bei chronischen Krankheiten und langwierigen Beschwerden beziehungsweise um sie zu vermeiden. Sie gehört in die Hände eines Fachmanns.

Wann ist es ratsam, einen homöopathisch ausgebildeten Arzt oder Heilpraktiker zu konsultieren?

Bei chronischen Beschwerden wie Allergien, Asthma oder Hautproblemen kann die Homöopathie alleine oder neben anderen naturheilkundlichen Therapien sehr erfolgreich eingesetzt werden. Die homöopathische Behandlung erfordert dann allerdings zum einen genaueste Beobachtung des Patienten mit seinen typischen Reaktionsweisen, zum anderen ein qualifiziertes Wissen über Homöopathie. Es kommen oft Konstitutionsmittel zum Einsatz, die einen besonders tief greifenden Einfluss auf das Krankheitsgeschehen und die Gesundung haben. Eine Konstitutionsbehandlung kann nur ein erfahrener Therapeut durchführen. Sollten Sie schon vor einer geplanten Schwangerschaft chronische Beschwerden haben, dann ist es empfehlenswert, naturheilkundliche Hilfe zu suchen; sie kann viele Probleme beseitigen oder zumindest mildern.

Wie finde ich eine(n) homöopathisch arbeitende(n) Hebamme oder Therapeuten?

Homöopathen-, Heilpraktiker- und Hebammenverbände helfen weiter (siehe Seite 127). Die Hebamme begleitet Schwangere vom ersten Schwangerschaftsmonat bis in die Stillzeit und berät sie während dieser Zeit in allen Fragen.

Bei welchen Beschwerden sollte ich immer eine Hebamme oder den Arzt konsultieren?

- Unterleibsblutungen
- anhaltendes Erbrechen, ohne Flüssigkeit zu behalten
- Schmerzen in Bauch und Unterleib
- Ohnmachtsanfälle
- hohes Fieber über 38,5 °C, Fieber mit Schüttelfrost
- Ödeme, Schwellungen
- hoher Blutdruck
- Sehstörungen
- Übelkeit in den letzten Schwangerschaftswochen
- Brustdrüsenentzündung (Mastitis)

Wann ist es ratsam, einen Arzt, Heilpraktiker oder eine Hebamme zu konsultieren?

- Immer dann, wenn die Krankheitssymptome bedrohlich, sehr heftig oder ungewöhnlich sind.
- Immer dann, wenn die Krankheitssymptome nicht besser oder gar anhaltend schlimmer werden.
- Immer dann, wenn in diesem Ratgeber eine fachliche Abklärung empfohlen wird.
- Immer dann, wenn Sie sich bei der Selbstbehandlung nicht sicher fühlen oder Ihr Allgemeinbefinden sehr angegriffen ist.
- Bei allen chronischen, lange anhaltenden oder wiederholt auftretenden Krankheiten.

In diesem Kompass empfehle ich die Selbstbehandlung grundsätzlich nur in den Fällen, in denen Sie noch nicht den Arzt, Heilpraktiker oder die Hebamme aufsuchen würden. Bei einem heftigen Krankheitsgeschehen und in allen Notfällen können die empfohlenen Mittel aber bis zum nächstmöglichen Behandlungstermin oder bis zum Eintreffen des Arztes Linderung verschaffen.

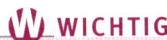 **WICHTIG**

Bitte beachten Sie: Sollte die Krankheit trotz Behandlung länger als gewöhnlich andauern oder sollten die Krankheitssymptome ernst, sehr heftig und ungewöhnlich sein oder die Beschwerden nicht besser werden, dann suchen Sie bitte Arzt, Heilpraktiker oder Hebamme auf.

Die homöopathische Hausapotheke

In der Schwangerschaft ist es von Vorteil, das richtige Mittel gleich zur Hand zu haben. Viele kleinere Beschwerden können somit in ihren Anfängen behandelt und oft schon im Keim erstickt werden. Dafür ist eine kleine Hausapotheke oder, besser noch, die umfangreichere Taschenapotheke sehr praktisch. Beide Zusammenstellungen nehmen nicht viel Platz ein; die in Glasröhrchen abgefüllten Globuli sind geschützt durch eine Ledertasche, die nicht größer ist als ein Federmäppchen (siehe Seite 126).

Zehn Mittel für akute Fälle

- **Aconitum C30** bei Schock, Folgen von Schock oder Schreck; bei hohem Fieber, Angst und Panikattacken
- **Arnica C30** bei allen Verletzungen und Unfällen
- **Arsenicum album C12** bei Brechdurchfall und leichteren Lebensmittelvergiftungen
- **Belladonna C12** bei Fieber und Entzündungen
- **Gelsemium C12** bei Grippe, Kopfschmerzen
- **Hypericum C6** bei Nervenverletzungen, Quetschung von Fingern und Zehen

- **Nux vomica C12** bei Übelkeit und Erbrechen durch Völlerei oder verdorbene Nahrung; bei Kater
- **Pulsatilla C12** bei Verkühlung, Blasenbeschwerden, Übelkeit durch Fett, grünem Stockschnupfen
- **Rhus toxicodendrum C12** bei Verrenkung, Verstauchung und Zerrung
- **Rescue Remedy (Notfall-Tropfen und -Salbe)** für alle kleineren und größeren Notfälle, leichte Verbrennungen, Panikattacken, Stress; sehr bewährt bei der Geburt

Für eine Taschenapotheke empfehle ich 30 Mittel. Mit diesen können Sie einen Großteil der gängigen Beschwerden, die während und nach der Schwangerschaft auftreten können, behandeln.

30 nützliche Mittel in und nach der Schwangerschaft

- Aconitum C30
- Arnica C30
- Arsenicum album C12
- Belladonna C12
- Bryonia C6
- Cantharis C12
- Caulophyllum C12
- Cimicifuga C12
- Chamomilla C12
- China C6
- Coffea C12
- Colocynthis C6
- Cuprum metallicum C12
- Gelsemium C12
- Hypericum C6
- Kalium phosphoricum C6
- Kalium carbonicum C6
- Lachesis C12
- Ignatia C12
- Ipecacuanha C6
- Magnesium phosphoricum C6
- Natrium chloratum C12
- Nux vomica C12
- Phosphorus C12
- Phytolacca C6
- Pulsatilla C12
- Rhus toxicodendron C12
- Sepia C12
- Staphisagria C12
- Sulfur C12

Außerdem sollten Sie im Haus haben:

- **Tropfen:** Rescue-Remedy-Tropfen (Notfall-Tropfen)
- **Salben:** Rescue-Remedy-, Arnica- und Calendula-Salbe
- **Urtinktur:** Hypericum (10 ml), Calendula (10 ml)
- **Globuli in 10-g-Fläschchen:** Echinacea D6

So finden Sie das richtige Mittel

Die Behandlung mit homöopathischen Mitteln richtet
sich nach Ihren Krankheitszeichen (Symptomen). Sie
gilt es zu erfassen, zu beobachten und gegebenenfalls zu
notieren. Stellen Sie sich stets vier wichtige Fragen:

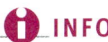 **INFO**

- Seit wann bestehen die Beschwerden?
- Wo sitzen die Beschwerden?
- Wie sehen die Krankheitssymptome aus?
- Was bessert oder verschlimmert die Beschwerden?

Besonders hilfreich bei der Mittelfindung sind ein mög-
licher Grund oder Auslöser für die Beschwerden (wie
Kälte, Ärger, Sorgen); auffallende Symptome (wie starke
stechende Schmerzen bei der allerkleinsten Bewegung);
absonderliche Symptome (Beispiel: Übelkeit wird durch
Essen besser); besondere Bedürfnisse oder Abneigungen
(wie starkes Verlangen nach Saurem oder Abneigung
gegen Fleisch); Ihre psychische Verfassung (wie: Sie sind
sehr reizbar, weinerlich oder anlehnungsbedürftig).

Wichtige Fragen in diesem Zusammenhang:
- **Temperaturempfinden:** Ist Ihnen heiß oder kalt?
  Wollen Sie aufgedeckt sein oder an der Heizung sitzen?
  Haben Sie Fieber?

- **Schweiß:** Schwitzen Sie? Wenn ja, nur stellenweise (am Hinterkopf, an den Füßen)? Wann (nachts, nach Anstrengung)? Geruch?
- **Absonderungen** (aus Nase, Ohren, Mund, Darm): Aussehen? Konsistenz? Geruch?
- **Appetit** (Heißhunger) und **Durst:** auf Kaltes, Warmes, Eis, Salz, Süßes? Appetit- und/oder durstlos?
- **Zeit:** Werden die Beschwerden zu einer bestimmten Uhrzeit besser oder schlimmer?
- **Allgemeinbefinden:** beeinträchtigt oder nicht? Fühlen Sie sich apathisch, gereizt, ängstlich, weinerlich?

Um das passende Mittel zu den Beschwerden in diesem Kompass zu finden, gehen Sie bitte folgendermaßen vor:

1. **Suchen Sie das richtige Kapitel** – Inhaltsverzeichnis und Beschwerderegister helfen.
2. **Die Beschwerden** sind in allen Kapiteln **von A–Z**, also in alphabetischer Reihenfolge zusammengestellt. Eine Übersicht am Beginn jedes Kapitels erleichtert die Suche.
3. **Zwischenüberschriften mit einem wichtigen Detail der Beschwerden** grenzen die Zahl der infrage kommenden Mittel ein und erleichtern Ihnen die Wahl.
4. Unter dem Stichwort »**Allgemein bewährt**« finden Sie Mittel, die sich bei der jeweiligen Beschwerde besonders gut bewährt haben. Sie können alleine oder zusätzlich zu anderen Mitteln eingenommen werden.
5. **Vergleichen Sie Ihre Beschwerden mit den Beschreibungen.** Sie finden dabei unterschiedliche Schriftbilder (**fett** oder normal gedruckt), die über die Gewichtung der Symptome Auskunft geben: von wichtig zu weniger wichtig.
6. **Das passende Mittel ist neben der ähnlichsten Beschreibung der Beschwerden** in der rechten Spalte genannt – mit Angabe der geeigneten Potenz und dem Symbol für die Anfangsdosierung (Erläuterungen siehe Seite 11, 12).
7. **Beachten Sie Warnhinweise und Querverweise.**

8. **Überprüfen Sie Ihre Mittelwahl:** Vergleichen Sie, wenn
möglich, Ihre Beschwerden mit den Leitsymptomen
des gewählten Mittels (siehe»Leitsymptome wichtiger
homöopathischer Mittel«, Seite 106). Es müssen nicht
alle Leitsymptome bei Ihnen erkennbar sein. Versuchen
Sie, das zu Ihrem Fall ähnlichste Mittel zu finden, das
Mittel, zu dem die Beschreibung am besten passt!

Beispiele, die Ihnen helfen

Die folgenden Krankheitsfälle zeigen Ihnen beispielhaft,
wie Sie vorgehen, um das passende Mittel zu finden.

Fall 1: Schwangerschaftserbrechen

Simone, 32 Jahre alt, ist zum dritten Mal schwanger. Während sie die ersten Schwangerschaften, eine mit 21, die andere mit 25 Jahren (beide ungewollt), abgebrochen hatte,
will sie jetzt das Kind bekommen. Sie hat zwar keinen festen Partner, doch sie ist besorgt, dass sie zu alt wird oder
keine Kinder mehr bekommen kann. Seitdem positiven
Testergebnis ist ihr übel. Sie würgt und erbricht. Essen bessert paradoxerweise oft ihr Befinden. Sie fühlt sich elend
und depressiv. Sie weint viel, die »toten Kinder« spuken in
ihrem Kopf herum. Sie seufzt und hat einen Kloß im Hals.

So gehen Sie vor: Sie suchen im Kapitel »Während der
Schwangerschaft« nach der Rubrik »Erbrechen und Übelkeit«. Dort finden Sie auf Seite 44 folgende Symptomatik:

▪ **durch Kummer, Sorgen** durch Änderung der Lebensumstände (»Will ich das Kind oder nicht?«); Brechwürgen mit krampfartigen Magen- oder Bauchschmerzen; Kloß im Hals, Brustbeklemmung, viel Seufzen; Essen bessert	**Ignatia C12** **A**

Hier finden Sie alle wichtigen Symptome von Simone wieder. Der unterschwellige Kummer über ihre jetzige Situation und der alte Kummer über die beiden Schwangerschaftsabbrüche sind dabei das zentrale Problem.

Die Behandlung: Nach sechs Gaben Ignatia C12 weint Simone einen ganzen Tag lang (Erstreaktion). Dann verschwinden langsam über die folgenden drei Tage die depressive Stimmung und damit Übelkeit und Erbrechen. Der Rest der Schwangerschaft verläuft ohne Probleme.

Fall 2: Schlaflosigkeit, Erschöpfung und Brustschmerzen nach der Geburt

Natascha, 36 Jahre alt, liegt zwei Tage nach einer problemlosen, aber lang dauernden Hausgeburt im Bett und kann nicht schlafen. Sie fühlt sich erschöpft und ist dennoch zu aufgedreht, um Ruhe finden zu können. Dabei ist sie weinerlich. Gleichzeitig spannen die Brüste jetzt, sie sind heiß und schmerzen sehr. Die Milch schießt ein.

So gehen Sie vor: Sie suchen im Kapitel »Vor, während und nach der Geburt« nach dem Hauptproblem »Schlafstörungen«, finden aber keine Rubrik. Als Nächstes suchen Sie nach dem nächsten Problem und finden unter »Erschöpfung nach der Geburt« auf Seite 82:

■ **Sie sind dabei überdreht;** trotz Erschöpfung können Sie nicht einschlafen und ruhen (euphorisch aufgrund von körpereigenen Glückshormonen, den »Endorphinen«)	**Coffea C12** 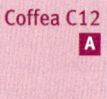

Coffea deckt die Symptome Erschöpfung und Schlaflosigkeit sehr gut ab. Wenn man trotz Erschöpfung nicht schlafen kann, dann ist dies für den homöopathisch Behandelnden ein absonderliches und damit wichtiges Symptom, dem man besondere Beachtung schenken muss.

Als Nächstes sollte die Weinerlichkeit genauer in Augenschein genommen werden. Aufgrund der Hormonumstellung ist es normal, einen Heultag zu haben, und unter der Rubrik »Depressive Verstimmung« im Kapitel »Im Wochenbett« finden Sie kein so richtig passendes Mittel. Dasselbe Problem haben Sie im Kapitel »Während der Stillzeit«. Dass die Brüste beim Einschießen der Milch schmerzen und spannen, ist normal. Am besten passt folgende Symptombeschreibung unter der Rubrik »Milchstau« auf Seite 97:

■ die Brust ist sehr erschütterungs- und berührungsempfindlich; dabei voll, hart, heiß und gerötet; Ihr Körper fühlt sich fiebrig heiß an	Belladonna C12 **A**

Für die Schlaflosigkeit und die Erschöpfung haben Sie also ein sehr passendes Mittel. Für die Weinerlichkeit nicht und für das schmerzhafte Spannen der Brüste ein Mittel, das gut passen könnte, wenn bei Natascha die Symptome etwas ausgeprägter wären.
Überprüfen Sie die Leitsymptome (siehe Seite 112 und 108), dann finden Sie bestätigt, dass Coffea sehr gut passt, Belladonna nicht ganz so gut.
In einem solchen Fall gibt man das gut passende Mittel und beobachtet, was passiert.

Die Behandlung: Natascha bekommt Coffea C12. Innerhalb von 24 Stunden ist nicht nur die Schlaflosigkeit behoben, sondern auch die Brüste sind nicht mehr heiß, sie spannen und schmerzen nicht länger.
Das Stillen ist plötzlich kein Problem mehr. Und selbst die weinerliche Stimmung ist auf einmal viel besser.

Coffea ist ein wichtiges Mittel nach der Geburt und hilft oft, das in diesem Zustand durch körpereigene Glückshormone (Endorphine) aufgeputschte System zu beruhigen.

Zwei wichtige Mittel R E

Rescue Remedy, ein wichtiges Notfallmittel, hat sich bei kleineren und größeren Unfällen, Schrecken und Traumata bewährt. Das Mittel hilft Ihnen, das seelische Gleichgewicht wiederzufinden, ob Sie nun unter Stress stehen, eine Meinungsverschiedenheit oder einen Schreck bekommen haben, plötzliche Schmerzen oder Wehen spüren.

Erste-Hilfe-Mittel der Bach-Blüten-Therapie: Rescue Remedy (Notfall-Tropfen/-Salbe)

Das Notfallmittel nehmen/geben Sie
- immer dann, wenn in diesem Buch ein R steht,
- gegen Schock bei Notfall und Verletzung jeglicher Art **sowohl beim Verletzten als auch beim Helfer,**
- **bei Schreck, Angst- und Panikzuständen, Verletzungen, Unfällen, während der Geburt.**

Anwendung: Immer wieder zwei bis vier Tropfen pur direkt auf die Zunge oder zehn Tropfen auf ein Glas Wasser, schluckweise trinken, oder die Lippen mit dem Wasser aus dem Glas benetzen (auch für Kompressen verwendbar). Die Salbe so oft wie nötig sanft auftragen (bei Prellungen, Verstauchungen, leichten Verbrennungen).

Das Mittel zur Steigerung der Abwehrkräfte: Echinacea D6

- steigert die Abwehr und stärkt das Immunsystem,
- ist bewährt bei allen entzündlichen und fieberhaften Prozessen und immer dann, wenn Sie in diesem Kapitel ein E neben der Beschwerde finden.

Anwendung: alle ein bis sechs Stunden eine Gabe. Nehmen Sie Echinacea D6 ohne Pause nicht länger als sechs Wochen. Nicht anwenden bei Allergie gegen Korbblütler!

Vor der Schwangerschaft

Eine Schwangerschaft entsteht in vielen Fällen spontan und unvorbereitet. Oft ist sie aber erwünscht und geplant. In zunehmendem Maß bestehen heute jedoch Fertilitäts- oder Fruchtbarkeitsstörungen, also Probleme, schwanger zu werden. Vielleicht hatten Sie auch schon einmal eine Fehlgeburt. Die Homöopathie kann hier schon im Vorfeld der Schwangerschaft helfen.

Viele Frauen, die sich vergeblich Kinder gewünscht hatten (obwohl von medizinischer Seite eigentlich nichts im Wege stand), wurden mithilfe homöopathischer Mittel schwanger. Frauen, die mehrere Fehlgeburten hatten, bekamen gesunde Kinder. Nicht verwunderlich, wenn man bedenkt, dass diese Mittel Regelkreissysteme unseres Körpers regulieren und optimieren, die aus vielerlei Gründen (Umweltfaktoren, Gifte, Schadstoffe, Medikamente, die Pille, Vorkrankheiten, Infektionen) aus der Bahn geworfen wurden. Auch bei chronischen Krankheiten oder Problemen, die eine Schwangerschaft erschweren, kann die Homöopathie schon im Vorfeld diese Beschwerden beheben oder zumindest abmildern.

Zudem hilft sie, störende Faktoren der Vererbung, Anlage und Verfassung des Ungeborenen und der werdenden Mutter positiv zu beeinflussen. Schwangerschaften verlaufen dadurch komplikationsloser, die Kinder scheinen robuster und gesünder.

In diesem Kompass möchte ich zeigen, dass die Homöopathie hier Hilfe bieten kann, und auch einige Ansätze dafür aufzeigen. Sie sollten jedoch für all diese Probleme einen Arzt, einen Heilpraktiker oder eine Hebamme aufsuchen, die homöopathisch arbeiten. Er/sie ist in der Lage, professionell und gezielt auf Ihre Problematik einzugehen. Es empfiehlt sich, für die Vorbereitungsphase sechs Monate einzuplanen.

Übersicht

Anlage und Verfassung von Kind und Mutter stärken – die eugenische Kur

Störende Faktoren der Anlage werden mit der Kur günstig beeinflusst. Die Kinder werden erfahrungsgemäß widerstandsfähiger. Die Kur beginnt sechs Monate vor einer geplanten Schwangerschaft und wird am besten von einem Homöopathen durchgeführt.

▪ **erster Monat:** Sie sind eher schlank – einmal	Calcium phosphoricum C200
▪ **erster Monat:** Sie sind eher kräftig gebaut – einmal	Calcium carbonicum C200
▪ **zweiter Monat:** einmal	Sulfur C200
▪ **dritter Monat:** einmal	Tuberculinum Koch C200
▪ **vierter Monat:** einmal	Medorrhinum C200
▪ **fünfter Monat:** einmal	Luesinum C200
▪ **sechster Monat:** einmal	Carcinosinum C200

Chronische Erkrankungen

Chronische Erkrankungen lassen sich häufig sehr positiv mit Homöopathika beeinflussen. Sprechen Sie mit Ihrem Homöopathen oder Heilpraktiker.

Entgiftung

Die genannten Mittel regen Leber, Nieren und Darm zur Entgiftung an. Eine Kur hilft, den Körper optimal auf die Schwangerschaft vorzubereiten. Begleitend zu Hochpotenzen (wie eugenische Kur) eingesetzt, helfen diese Mittel, Erstverschlimmerungen zu vermeiden. Mit viel Flüssigkeit einnehmen! Das Mittel nach je einem Monat wechseln.

▪ zur Darmentgiftung	Okoubaka D2 **N**
▪ zur Nierenentgiftung im ersten Monat	Solidago D3 **N**
▪ zur Nierenentgiftung im zweiten Monat	Berberis D3 **N**
▪ zur Leberentgiftung im ersten Monat	Carduus D3 **N**
▪ zur Leberentgiftung im zweiten Monat	Chelidonium D3 **N**
▪ zur Leberentgiftung im dritten Monat	Taraxacum D3 **N**

Fehlgeburt – Neigung zu

Die genannten Mittel sind nur eine Auswahl. Die persönliche Beratung eines homöopathisch arbeitenden Behandlers ist sehr empfehlenswert.

▪ bei zittriger **Schwäche,** krampfartigen Schmerzen in Kreuz und Unterleib, Senkungsgefühl, Gebärmutterschwäche	Caulophyllum C12 **C**

30

▪ **Neigung zu starken Kreuzschmerzen** und Unterleibssenkung; Sie fühlen sich schwach und ausgelaugt	Kalium carbonicum C6 **N**
▪ **Neigung zur Fehlgeburt in den ersten zwölf Wochen**	Sabina C6 **N**
▪ **Sie sind apathisch, gereizt, depressiv;** leiden unter Senkungsbeschwerden; Sie haben eine Abneigung gegen Beruf, Familie und Sex	Sepia C12 **C**
▪ **bei Bleibelastung** (verbleites Benzin); Sie neigen zu Krämpfen, Neuralgien, Verstopfung, Bluthochdruck	Plumbum C12 **C**
▪ Neigung zu krampfartigen herabdrängenden Unterleibsschmerzen; dabei häufig Kreuzschmerzen	Virburnum opulus D12 **N**
▪ **bei wiederholten Fehlgeburten;** bei Verdacht auf Brucellose oder Malta-Fieber	Bang C200 einmal

siehe auch **drohende Fehlgeburt,** Seite 50

Impotenz

Die genannten Mittel gelten für Mann und Frau und sind bei dieser Beschwerde die allerwichtigsten. Lassen Sie sich am besten fachlich beraten.

▪ **mit Kälte und mangelndem Sexualtrieb;** aufgrund hormoneller Schwankungen; fühlt sich bedrückt und traurig	Agnus castus D12 **C**
▪ **während der Erregung erschlafft der Sexualtrieb** (oder vorzeitiger Samenerguss); juckende Genitalien; Folgen von Nikotin	Caladium C6 **C**
▪ **schnell erregt, sexuell aber schwach;** generell schnell erschöpft und depressiv; auch reizbar; Haarausfall	Selenium C12 **C**

Kinderwunsch, unerfüllt

Nachdem offensichtliche organische Probleme medizinisch bei beiden Partnern ausgeschlossen worden sind, ist eine homöopathische Konstitutionstherapie anzuraten. Hier einige bewährte Mittel:

Allgemein bewährt

▪ **reguliert die Sexualhormone;** bei sexueller Schwäche und Impotenz beider Geschlechter; fühlt sich schwach, kalt, melancholisch	Agnus castus D12 C

Einige wichtige Konstitutionstypen

▪ **Sie sind eher übergewichtig,** leicht unbeholfen, langsam, ruhig, schüchtern; Sie sind kälteempfindlich und infektanfällig; Mangel an Spannkraft	Calcium carbonicum C12 C
▪ **Sie sind nervös, ängstlich, aber auch schnell irritiert;** Sie mögen weder Unwetter noch Sommerhitze oder Sonne; schwache Knöchel	Natrium carbonicum C12 C
▪ **Sie leiden schon lange unter einem Kummer oder einer Kränkung;** Sie sind introvertiert, sensibel, mitfühlend; oft blass, schlank	Natrium chloratum C12 C
▪ **Sie »haben nahe am Wasser gebaut«,** sind anhänglich, nicht gerne alleine; Fettunverträglichkeit und durstlos	Pulsatilla C12 C
▪ **Sie sind schnell begeistert, elektrisiert, kontaktfreudig,** auch schnell erschöpft, ängstlich, übersensibel; großer Durst	Phosphorus C12 C
▪ **Sie sind eher gereizt, apathisch und depressiv;** mit Abneigung gegen Beruf, Familie und Sex; leiden unter Senkungsgefühl, Hände und Füße kalt	Sepia C12 C

Mit körperlichen Beschwerden

■ **anämisch, dauernd müde, schwach;** auch Schwindel mit Ohnmacht; Bindegewebsschwäche	Aletris farinosa D6 **N**
■ **bei Pilzbefall (wie Candida);** dicke, weißliche Auflagen oder Absonderungen der Schleimhäute; sensibel, ängstlich, vor allem bei Abwärtsbewegungen	Borax C6 **N**
■ **bei latenter Quecksilberbelastung** (durch Amalgam, Impfung, zu viel Fisch); mit Speichelfluss, Mundgeruch; infektanfällig, müde	Mercurius solubilis C12 **C**

Rauchen – Entwöhnung und Entgiftung

Nikotin sowie andere Drogen können das ungeborene Kind schädigen. Bei Abhängigkeit von Alkohol, Drogen und Medikamenten kompetente Beratung suchen.

■ **allgemeine Entgiftung;** sehr reizbar; katerartige Beschwerden; Übelkeit; Verstopfung	Nux vomica C12 **C**
■ **reduziert das Verlangen;** bei Reizbarkeit und Ruhelosigkeit	Plantago D2 **N**
■ **reduziert die Entzugssymptome;** Herz-Kreislauf-Beschwerden; Schweißausbrüche; Übelkeit; Verlangen nach frischer Luft	Tabacum C30 einmal täglich
■ **harmonisiert Emotionen;** starke Gefühlsschwankungen; himmelhoch jauchzend – zu Tode betrübt	Ignatia C12 **N**
■ **Raucherlunge;** Atemnot; Brustenge; rasselnder Husten; Asthma; Emphysem	Lobelia D6 **N**
■ **Raucherherz; Raucherhusten;** Husten mit Schleim; Atemnot; Stechen in der Brust; Vergesslichkeit; Konzentrationsstörungen	Caladium C6 **N**

Während der Schwangerschaft

In diesem Kapitel sind die häufigsten Schwangerschaftsbeschwerden, in alphabetischer Reihenfolge vorgestellt. Dieser Ratgeber ist als Hilfe nur für einfache Krankheiten gedacht. Bei komplizierteren Beschwerden finden Sie zwar auch Behandlungstipps, aber stets den Hinweis, fachlichen Rat von Hebamme, Arzt oder Heilpraktiker zu suchen. Dank dem Symbol ❗ ist der Hinweis nicht zu übersehen. Weitere Symbolerklärungen finden Sie auf Seite 106.

Wichtiges vorab

1. Wenn von Ihrem Therapeuten nicht anders empfohlen, sollten Sie (besonders in den hochsensiblen ersten zwölf Wochen) Homöopathika nur dann einnehmen, wenn es wirklich notwendig ist.
2. Nehmen Sie ohne fachlichen Rat keine niedrigeren Potenzen als die in diesem Kompass für die jeweiligen Beschwerden empfohlenen (siehe Seite 11).
3. Viele Beschwerden in der Schwangerschaft wie Übelkeit, Aufstoßen, Blähungen, Verstopfung, Rückenschmerzen sind oft auf die in dieser Zeit normalen Umstellungsvorgänge in Ihrem Körper zurückzuführen. Wenn Sie nicht allzu sehr darunter leiden, dann warten Sie doch ab, ob Ihr Körper sich nicht von selbst reguliert.
4. Da aber die wirklich einzige große Gefahr der homöopathischen Selbstbehandlung darin besteht, dass Sie den Krankheitsprozess verschleppen, müssen Sie sich auch weiterhin beim geringsten Zweifel immer an Ihren Arzt, Ihren Heilpraktiker oder Ihre Hebamme wenden.

Übersicht

Anämie (Blutarmut) A

❗ Während der Schwangerschaft nimmt die Blutmenge im Körper zu. Deshalb ist ein leichter Rückgang an roten Blutkörperchen normal. Die Symptome einer richtigen Anämie: Müdigkeit, Blässe, Kurzatmigkeit, Schwindel, Ohnmacht. An eisen- und Vitamin-C-haltige Lebensmittel denken. Bei ausgeprägter Anämie und Beschwerden Arzt, Heilpraktiker oder Hebamme konsultieren!

▪ allgemein bewährt bei Eisenmangelanämie	Ferrum phosphoricum D3 N
▪ Neigung zu Anämie und Schwäche; Neigung zu Kreuzschmerzen	Kalium carbonicum C6 N
▪ nach Flüssigkeitsverlust (Blut, Stuhl, Erbrechen) mit Schwäche	China C6 N
▪ Sie sind anämisch, dauernd müde, schwach; Schwindel mit Ohnmachtsneigung; Bindegewebsschwäche	Aletris farinosa D6 N

Ausfluss E

❗ Anhaltenden, blutigen, eitrigen oder übel riechenden Ausfluss von Arzt oder Hebamme klären lassen!

▪ weiß, dick, Faden ziehend; auch wie Stärke, oder milchig und eiweißartig; brennt; auch bei chronischem Ausfluss **Bewährt bei:** Candida	Borax C6 N
▪ gelbbraun, ätzend, brennend, juckend; auch übel riechend, eitrig, blutig; kann anfangs wässrig, weißlich und schmerzlos sein; oft chronisch	Kreosotum C6 N
▪ schmerzlos, milde, cremig; auch wässrig-milchig, etwas gelblich; kann brennen	Pulsatilla C12 N

▪ **brennend, juckend, reichlich, übel riechend,** auch eitrig oder blutig; Farbe von klar, weißlich, gelb, grün bis braun; dick- oder dünnflüssig; reichlich	Sepia C12 **N**

Blähungen

❗ Gerade zu Anfang der Schwangerschaft kommt es oft zu stechenden Blähungen. Auch später kann die Verdrängung des Darmes durch die Gebärmutter zu Verdauungsproblemen und Blähungen führen. Starke und anhaltende Beschwerden von Arzt oder Hebamme klären lassen!

▪ **träge Verdauung mit Aufblähung des Oberbauches**; durch Fettes, Butter, Milch und Fleisch; häufiges Luftaufstoßen, das Erleichterung bringt; übel riechende Blähungen; mit Schwäche und Müdigkeit; **starkes Verlangen nach frischer Luft**	Carbo vegetabilis C12 **N**
▪ **starkes Rumpeln und Kollern** im Bauch, **Blähungen vor allem im Unterbauch**; nach Mehl- und Süßspeisen, nach Zwiebeln, Bohnen, Kohl und Knoblauch; nächtlicher Heißhunger auf Süßes; nach wenigen Bissen voll, aufgebläht und müde; Sie vertragen nichts Enges um den Bauch, müssen Gürtel und Kleidung öffnen	Lycopodium C12 **N**
▪ **der ganze Bauch ist sichtbar aufgetrieben** und stark berührungsempfindlich; Brot, Milch, Butter, Obst, Tee führen zu übel riechenden Blähungen und saurem Aufstoßen, das keine Erleichterung bringt; auch kolikartige Bauchschmerzen; oft Heißhunger auf Süßes; oft schmerzloser Durchfall	China C6 **N**
▪ **Blähungen und Verstopfung** mit krampfartigen Schmerzen; vor allem nach zu reichlichen oder schweren Mahlzeiten und nach Alkohol	Nux vomica C12 **N**

B

■ bei Blähungen **nach Zucker,** Salzigem und Käse; stark »zum Platzen« aufgetriebener Bauch; Aufstoßen nach jeder Mahlzeit; starke Gier nach Süßem, das aber Probleme macht; Sie sind nervös und ängstlich	**Argentum nitricum C6** **N**
■ Blähungen und Stuhl übel riechend, **»wie nach faulen Eiern«;** Durchfall und Verstopfung wechseln einander ab; Fleisch, Milch und Süßes verursachen Blähungen; nach Antibiotika	**Sulfur C12** **N**

Blase, Entzündung und Reizung **E**

Zu Beginn der Schwangerschaft ist erhöhter Harndrang meist hormonell bedingt, später kann der Kopf des Kindes auf die Blase drücken. Eine Blasenentzündung kann (vorzeitige) Wehen auslösen!

Wenn die Beschwerden nicht rasch besser werden oder hohes Fieber, Rücken- oder Bauchschmerzen (Verdacht auf Nierenentzündung) bestehen, sofort Hebamme, Arzt oder Heilpraktiker rufen!

Plötzlicher, heftiger Beginn der Beschwerden, auch mit Fieber

■ **plötzlich unerträglich brennende** Schmerzen; Harndrang, doch beim Wasserlassen kommen nur wenige Tropfen; Urin heiß, auch rötlich; das Fieber steigt rasch auf über 39 °C, die Haut ist trocken; Sie sind sehr durstig und unruhig	**Aconitum C30** **A**
■ **plötzlich auftretende,** brennende, krampfartige Schmerzen; Unterleib äußerst empfindlich auf Druck und Erschütterung; wenig Durst; das Fieber steigt rasch auf über 39 °C, die Haut ist schweißig und dampft unter der Bettdecke; Sie haben wirre Fieberträume	**Belladonna C12** **A**

Stark brennende oder krampfartige Schmerzen beim Wasserlassen

■ **Hauptmittel; brennende,** schneidende **Schmerzen** vor, **während** und nach dem Urinieren; heftiger, andauernder Drang, Wasser zu lassen, es gehen aber immer nur wenige Tropfen ab	Cantharis C12 **A**
■ **stechendes, brennendes Gefühl** in der Harnröhre; Gefühl, nicht fertig zu sein; Sie gehen häufig aufs Klo, aus Angst, den Urin nicht halten zu können	Apis C12 **A**
■ **stark krampfartige Schmerzen** beim oft vergeblichen Versuch, Wasser zu lassen, **besser durch Wärme**; es kommen nur Tröpfchen, obwohl die Blase voll zu sein scheint; Sie sind sehr gereizt	Nux vomica C12 **A**

Blasenreizung

■ häufiger Harndrang; **die brennenden Schmerzen werden am Ende des Wasserlassens unerträglich**; Sie stehen, da im Sitzen oft nur wenig Urin abgeht	Sarsaparilla C6 **A**
■ **durch Verkühlung** (kalte Füße!); häufiges Wasserlassen; es brennt während und nach dem Urinieren; **unwillkürlicher Harnabgang,** vor allem nachts, durch Lachen oder Husten; Sie sind anhänglich, weinerlich und durstlos	Pulsatilla C12 **A**
■ **durch die geringste Verkühlung** (feuchte Kälte); wenig Urin, dabei drückende Schmerzen, oft im letzten Teil der Harnröhre; **Urin ist trübe und übel riechend;** Sie sind gereizt	Dulcamara C6 **A**

▪ **Gefühl, die Blase sei zu voll**; nach dem Wasserlassen gleich wieder Harndrang; Inkontinenz	Equisetum D6 **N**
▪ nach Sex oder Verletzung der Harnwege (Operation, Entbindung)	Staphisagria C12 **N**

B

Brüste, schmerzende

❗ Die Brustdrüsen bilden sich aus. Kleine Knötchen und Milchabgang sind dann normal. Bei Knotenbildung in Brust/Achselhöhle oder Fieber fragen Sie die Hebamme!

▪ **pochende Empfindung**; Brust hart, gespannt, heiß und gerötet; die Brust ist sehr berührungs- und erschütterungsempfindlich; schnell kommt es zu Fieber	Belladonna C12 **A**
▪ **besser durch Ruhe und Binden**, da jede Bewegung schmerzt; Brust hart, gespannt, heiß, aber blass; stechende Schmerzen; trockene Lippen, gieriger Durst; Sie sind sehr gereizt und wollen Ihre Ruhe	Bryonia C6 **A**
▪ **stechende Schmerzen in Brust und Brustwarze**; Brust wird groß, hart und schmerzt bei Berührung und Erschütterung; Beschwerden durch Stoß, Schlag oder Quetschung	Conium C12 **A**
▪ **Brustschmerz strahlt in den Körper aus**; steinharte, schwere, heiße Brust; bläulich; schießende Schmerzen; zerschlagen, aber ruhelos, Sie müssen sich bewegen	Phytolacca C6 **A**
▪ **Sie fühlen sich weinerlich** und gereizt; plötzliche Schmerzen; Milch schießt in die Brust; Hitzegefühl, Verlangen nach frischer Luft; Abneigung gegen stickige Räume; Sie vermeiden das Alleinsein; kein Durst	Pulsatilla C12 **A**

siehe auch **Brustdrüsenentzündung** Seite 91

Brustwarzen, flach oder eingezogen

Schon während der Schwangerschaft behandeln, Warzen täglich herausziehen und massieren.

▪ Brustwarze flach oder trichterförmig eingezogen	Silicea C12 **C**
▪ empfindliche, rissige, wunde Brustwarze; eingezogen; Brust steinhart und empfindlich; Schmerz strahlt aus	Phytolacca C6 **N**
▪ stechende Schmerzen in Brust und Brustwarze; Brust wird groß, hart und schmerzt	Conium C12 **N**
▪ kleine, schrumpelige, welke Brustwarze; eingezogen; kann nicht erregt werden und fühlt sich taub an	Sarsaparilla C6 **N**
siehe auch **schmerzhaftes Stillen** Seite 97	

Durchfall

! Bei schwerem, länger als zwei Tage anhaltendem Durchfall oder bei Fieber gehen Sie zum Arzt! Vor der Geburt hat Durchfall oft eine erwünschte Reinigungsfunktion. Trinken Sie ausreichend, essen Sie leichte Kost.

Allgemein bewährt

▪ **Verdauungsstörungen mit Durchfall** nach verdorbener Nahrung oder bei Infekten aller Art (auch als Reiseprophylaxe: zweimal täglich eine Gabe)	Okoubaka D6 **A**

(Brech-)Durchfall mit Erbrechen und Schwäche

▪ **Verlangen nach Wärme**; Durst auf warme Getränke; wässriger, übel riechender Brechdurchfall **durch verdorbene Speisen**, kalte Getränke, Obst und Eis; **brennende**	Arsenicum album C12 **A**

Schmerzen; Sie sind blass, kalt, erschöpft, unruhig und ängstlich	
■ **kalter Schweiß; Gesicht** (und Nasenspitze) **eiskalt und blass; aber Durst auf Kaltes;** Übelkeit, Erbrechen; krampfartige Schmerzen vor dem Durchfall; wässrige Durchfälle nach verdorbener Nahrung	Veratrum album C6 **A**

B
D

Durchfall mit Schwäche

■ **schmerzloser, schaumig-gelber Durchfall** mit unverdauten Resten; nachts oder gleich nach dem Essen, nach Saurem und Obst; mit starken übel riechenden Blähungen	China C6 **A**
■ **nach zu viel Eiscreme, nach Obst, fetten Speisen und Schweinefleisch;** mit Übelkeit; durstlos, Sie müssen sich zum Trinken zwingen, sind blass, weinerlich und anhänglich; starkes Verlangen nach frischer Luft, denn stickige warme Luft ist unerträglich	Pulsatilla C12 **A**

Vorwiegend krampfartige, schneidende Schmerzen

■ **Sie krümmen sich vor Schmerzen,** drücken sich die Faust in den Bauch; Sie sind ärgerlich und gereizt; Folge von Ärger, nach Obst; Stuhldrang nach dem kleinsten Schluck oder Bissen; Wärme, Sich-Krümmen und fester Druck lindern die Schmerzen	Colocynthis C6 **A**
■ **stechende, schneidende Schmerzen, gieriger Durst auf Kaltes;** Durchfall, gelb, breiig und übel riechend, nach der geringsten Bewegung; an heißen Tagen, nach kalten Getränken (wenn überhitzt getrunken), nach Ärger; Sie sind gereizt	Bryonia C6 **A**

Durchfall vorwiegend am frühen Morgen

▪ Durchfall gleich nach dem Aufstehen; **Durchfallmenge gering; Gefühl, nicht fertig zu sein;** häufiger Stuhldrang; krampfartige Schmerzen; **nach zu scharfen, zu stark gewürzten Speisen, Kaffee oder Alkohol**	Nux vomica C12 **A**
▪ **chronischer, übel riechender Durchfall;** auch abwechselnd mit Verstopfung; brennender, wunder After **Bewährt bei:** Folgen von Antibiotika	Sulfur C12 **C**

Durchfall durch Nervosität und Aufregung

▪ häufig in den Tagen vor der Geburt (oder vor Prüfungen); Sie fühlen sich zittrig, benommen und schwach	Gelsemium C12 **A**

Emotionale Probleme ®

❗ Hier nur die gängigsten Mittel. Bei starken oder anhaltenden Beschwerden **fachliche Hilfe** suchen!

Viele unterdrückte Emotionen kommen oft zu Beginn der Schwangerschaft an die Oberfläche.

▪ **plötzliche (Todes-)Ängste, Schock, extremer Stress, Panikattacken;** starke Ruhelosigkeit	Aconitum C30 **S**
▪ **depressive Verstimmung mit Angstgefühlen, innere Unruhe, Niedergeschlagenheit;** Sie sind voller Sorgen, haben Angst um die Zukunft und die Gesundheit, spüren Panik in sich aufkommen; Sie reden viel	Cimicifuga C12 **C**
▪ **rasche Stimmungsschwankungen aufgrund von (Liebes-)Kummer, Sorgen und Leid;** Sie seufzen viel, neigen zu Weinkrämpfen, haben einen »Kloß im Hals«	Ignatia C12 **C**

■ **depressive Verstimmung als Folge von altem Kummer, Sorgen, Leid;** Sie wollen kein Mitleid, keine Hilfe; ziehen sich zurück, sind verschlossen, nachtragend, reizbar, schnell verletzt	Natrium chloratum C12 **C**
■ **Sie fühlen sich unendlich müde und kaputt;** könnten andauernd schlafen; sind bedrückt und weinerlich; aber auch rasche Stimmungswechsel; lachen dann	Nux moschata C6 **N**
■ **Reizbarkeit und Ärger durch Stress, Überarbeitung, zu viele Genussmittel;** Sie sind ungeduldig, pedantisch, gehen schnell »in die Luft«, sehr kälte-, lärm- und geruchsempfindlich	Nux vomica C12 **N**
■ **Sie sind weinerlich, depressiv und ängstlich;** dabei milde, nachgiebig, launisch; verlangen nach Sympathie und Trost; haben Angst vor dem Alleinsein	Pulsatilla C12 **C**
■ **Sie fühlen sich depressiv, apathisch und gereizt;** Abneigung gegen Beruf, Familie oder Sex; Sie sind schnell reizbar, fühlen sich leicht angegriffen, »kaputt«, ausgelaugt; wollen alleine sein	Sepia C12 **C**

siehe auch **Schlafstörungen** Seite 66 und **depressive Verstimmung** Seite 84

Erbrechen und Übelkeit (Hyperemesis gravidarum)

❗ Bei starker Übelkeit und anhaltendem Erbrechen sowie Übelkeit in den letzten Schwangerschaftsmonaten suchen Sie Hebamme oder Arzt auf! Trinken Sie sooft es geht in kleinen Schlucken, um den Flüssigkeitsverlust auszugleichen. Hormonelle und seelische Ursachen sind in den ersten Schwangerschaftsmonaten oft die Gründe. Ingwer hat

44

sich als pflanzliches Mittel sehr bewährt. Fragen Sie Ihre
Hebamme, den Heilpraktiker oder Apotheker.

■ **Sie würgen, ohne richtig erbrechen zu können**; vorwiegend morgens oder nach dem Essen; überempfindlich bei Lärm, Licht; Sie sind extrem reizbar, verlangen nach Wärme	Nux vomica C12 **A**
■ **beständige Übelkeit mit Erbrechen,** schlimmer durch Bewegung, Bücken, Essen, Husten; die Zunge ist **ohne Belag**; oft reichlicher Speichelfluss	Ipecacua-nha C6 **A**
■ **Übelkeit und Erbrechen gleich nach dem Aufwachen;** durch Gerüche oder Anblick und Vorstellung von Speisen; Verlangen nach Saurem; Sie sind gereizt, apathisch und depressiv **➕** nach dem Essen	Sepia C12 **A**
■ ranziges **Aufstoßen**, bitteres **Erbrechen** und Sodbrennen **nach Eis, fettem Essen, Gebäck, Kuchen oder Durcheinanderessen**; Essen liegt wie ein Stein im Magen; kein Durst; Verlangen nach frischer Luft; Sie sind weinerlich, anhänglich, launisch	Pulsatilla C12 **A**
■ **durch Kummer, Sorgen** durch Änderung der Lebensumstände (»Will ich das Kind oder nicht?«); Brechwürgen mit krampfartigen Magen- oder Bauchschmerzen; Kloß im Hals, Brustbeklemmung, viel Seufzen; Essen bessert	Ignatia C12 **A**
■ mit Schwäche, ängstlicher Unruhe, **Durchfall,** vor allem nachts; Ekel vor Essen; anhaltendes Erbrechen **nach verdorbener Nahrung**, Eis, Obst; Sie fühlen sich kalt und zittrig, **verlangen nach Wärme**; viel Durst	Arsenicum album C12 **A**

▪ akute **Schwäche** mit Blässe bis hin zur Ohnmacht (besonders nach dem Erbrechen); **mit Durchfall, heftigem Würgen;** Ihnen ist eiskalt; die Nasenspitze und das Gesicht sind ebenfalls sehr kühl; kalter Stirnschweiß; Verlangen, zu liegen, nach eiskalten Getränken (die Sie danach aber erbrechen), nach Wärme; Verlangen nach Früchten, Saft, Eis	Veratrum album C6 **A**
▪ **Sie fühlen sich elend und sterbensübel (wie nach einer ersten Zigarette);** blass, eiskalter Körper, Schweißausbruch; alles dreht sich, Sie müssen die Augen geschlossen halten, sich ganz ruhig halten; Sie wollen sich aufdecken, verlangen nach frischer Luft	Tabacum C12 **A**
▪ **Sie reagieren extrem empfindlich auf Essensgerüche;** Ekel vor Eiern, Fisch, Fleisch, Fett; jede Bewegung verschlimmert; Sie fühlen sich kalt und elend, verlangen nach Wärme und Ruhe	Colchicum D12 **A**
▪ Aufstoßen, Übelkeit und Erbrechen; sauer und wässrig; morgens nach dem Erwachen; **Essen bessert**	Acidum lacticum D12 **A**

Bei hartnäckigen Beschwerden

▪ **Bewährt bei:** Übelkeit und Erbrechen, wenn andere Mittel nicht wirken oder die Symptome nicht passen	Apomorphinum hydrochloricum D8 **A**
▪ **andauernde leichte Übelkeit mit Anfällen heftiger Übelkeit, Erbrechen;** Abneigung gegen Anblick und Geruch von Speisen; Sie fühlen sich am besten in Ruhe und in Rückenlage	Symphoricarpus racemosa D2 **A**

Erkältung, Grippe, fieberhafter Infekt **E**

! Bei starken, anhaltenden Beschwerden und hohem Fieber über 38,5 °C gehen Sie zum Arzt! Bis zum Arzttermin können Homöopathika genommen werden.

Allgemein bewährt

▪ **bei beginnender Grippe** mit Fieber, Gliederschmerzen, Schwäche, Husten und Schnupfen innerhalb der ersten zwei Tage	Oscillococcinum 200 **N**

Plötzlicher und heftiger Beginn der Beschwerden; mit Fieber über 39 °C

▪ **schon vorbeugend beim ersten Frösteln nehmen!** Fieber meist abends und nachts; **die Haut ist trocken** und heiß; Folge von trockenem, kaltem Zug oder Wind; großer Durst auf Kaltes; anfänglich oft Frostschauer; Sie sind unruhig, ängstlich und decken sich auf	Aconitum C30 **S**
▪ Fieber meist nachmittags, abends und nachts; anfangs trockene, dann **feuchte, dampfende Haut;** Folge von feuchtkalter Luft oder nassem Haar; wenig Durst auf Limonade oder Saures; heißer Kopf, glänzende Augen; Sie wollen zugedeckt sein, haben klopfende Empfindungen	Belladonna C12 **S**

Langsam sich entwickelndes Fieber

▪ **in den ersten Stadien eines Infekts;** Fieber bis 39 °C; Allgemeinbefinden ist wenig beeinträchtigt	Ferrum phosphoricum D12 **A**
▪ **müde, schlapp, benommen, zittrig;** Frostschauer laufen den Rücken hinunter;	Gelsemium C12 **A**

E

Folge von feuchtem Wetter, Stress oder Erwartungsangst (Geburtstermin); Fieber bis 39 °C; dunkelrotes, gedunsenes Gesicht; wenig Durst; Kopf-, Nacken- und Gliederschmerzen; wunde Halsschmerzen; Fließschnupfen wichtiges (Sommer-)Grippe-Mittel	
▪ **Sie sind ärgerlich, schnell gereizt,** »wollen Ihre Ruhe, nach Hause«; müde und matt; **gieriger Durst auf Kaltes;** frieren am frühen Abend; nachts trockenes, auch hohes Fieber, dann erleichternde, säuerliche Schweißausbrüche; rissige Lippen; **Abneigung gegen Bewegung;** Kopf-, Glieder-, Augenschmerzen; Niesen und Schnupfen, dann Husten	Bryonia C6 **A**
▪ **Sie sind weinerlich, anhänglich,** frösteln und wollen gut zugedeckt sein, verlangen aber nach frischer Luft; Abneigung gegen Wärme; kein Durst; dicke, gelbgrüne Absonderungen	Pulsatilla C12 **A**

Starkes Frieren

▪ **auf Schüttelfrost und inneres Frieren folgt brennende Hitze;** Sie sind durstig, trinken aber nur kleine Schlucke; Sie sind unruhig, ängstlich und fühlen sich schwach; **starkes Verlangen nach Wärme** ➖ nach/um 24 Uhr	Arsenicum album C12 **A**
▪ **Frösteln und Schaudern;** beim Aufdecken zittern Sie vor Kälte; selbst bei hohem Fieber verlangen Sie nach Wärme und Wärmflasche; Sie sind gereizt, ungeduldig; haben Kopfschmerzen; die Erkältung ist oft eine Folge von Kälte und Zug oder Ärger	Nux vomica C12 **A**

Deutliche Gliederschmerzen

▪ Sie fühlen sich **wie geprügelt**, mal heiß, mal kalt; das Bett scheint Ihnen zu hart, Sie werfen sich hin und her, obwohl Bewegung verschlimmert; rotes, heißes Gesicht	Arnica C30 **A**
▪ **Zerschlagenheitsgefühl und Knochenschmerzen, werden schlimmer durch Bewegung**, pochende, berstende Kopfschmerzen in den Augen; Fieber ist morgens am höchsten; Übelkeit, Erbrechen; schmerzhafter Husten	Eupatorium perfoliatum C6 **A**
▪ **Sie sind ruhelos**; fühlen sich steif, **müssen sich aber dauernd bewegen, die Lage verändern**; Folge von Kälte und Nässe; anfangs Schüttelfrost, dann Fieber mit Benommenheit; belegte Zunge mit roter Spitze; Lippenbläschen; Durst auf Milch	Rhus toxicodendron C12 **A**

siehe auch **begleitende Symptome** wie **Husten** Seite 58, **Schnupfen** Seite 67

Essgelüste und Aversionen, anhaltende

Wenn das veränderte Essverhalten über mehrere Wochen andauert, können Sie das gewählte Mittel bis zu vier Wochen lang einnehmen.

▪ **Heißhunger auf:** Zucker und Süßes, auch Käse, Eiscreme, Salz, Saures ▪ **Abneigung gegen:** Käse, Süßes	Argentum nitricum C6 **C**
▪ **Heißhunger auf:** Warmes oder Kaltes; Fettes, Brot, Saures, Früchte, Süßes, auch Alkohol (vor allem Wein und Whisky) ▪ **Abneigung gegen:** Kaltes; Fett, Obst, Fleisch; Teigwaren, Süßes, Milch	Arsenicum album C12 **C**

E

■ **Heißhunger auf:** Eier, Schokolade, Süßigkeiten, Backwaren, Kuchen, Eis, Käse, Austern, Unverdauliches (wie Erde oder Kreide) ■ **Abneigung gegen:** Milch, Fett, Fleisch, Kaffee, warmes Essen	Calcium carbonicum C12 **C**
■ **Heißhunger auf:** Geräuchertes, Wurst, Schinken, Salziges ■ **Abneigung gegen:** Milch	Calcium phosphoricum C12 **C**
■ **Abneigung gegen:** Ei, Fisch; schon der Geruch von Speisen ist zu viel	Colchicum D12 **N**
■ **Heißhunger auf:** Käse, Kaltes, Wein ■ **Abneigung gegen:** Obst, Fleisch, Alkohol	Ignatia C12 **C**
■ **Heißhunger auf:** Fleisch, Butter, Gemüse, Obst, Brot ■ **Abneigung gegen:** Obst, Gemüse	Magnesium carbonicum D12 **C**
■ **Heißhunger auf:** Salz, Saures, Bitteres, Verbranntes, Bier ■ **Abneigung gegen:** Fett, Brot; Fleisch	Natrium chloratum C12 **C**
■ **Heißhunger auf:** Fettes, Gewürztes, Pikantes, Kaffee, Nikotin, Alkohol	Nux vomica C12 **C**
■ **Heißhunger auf:** kalte Getränke und Speisen, Eis, Gewürztes ■ **Abneigung gegen:** warme Speisen und Getränke; Obst, Süßigkeiten	Phosphorus C12 **C**
■ **Heißhunger auf:** Butter, Sahne, Käse, Eiscreme, Backwaren; kalte Speisen ■ **Abneigung gegen:** fette Speisen, Fisch, (Schweine-)Fleisch, warme Speisen, Obst	Pulsatilla C12 **C**

▪ **Heißhunger auf:** Saures (Essig), Käse, Süßes (Schokolade), Alkohol	**Sepia C12** **C**
▪ **Abneigung gegen:** Fleisch, Fett, Salz	
▪ **Heißhunger auf:** Süßigkeiten, Fleisch, Gewürztes, Pikantes, Äpfel, Rohes, Alkohol	**Sulfur C12** **C**
▪ **Abneigung gegen:** Brot, Fleisch; Saures	
▪ **Heißhunger auf:** Kaltes, Saures, Salziges	**Veratrum album C6** **C**
▪ **Abneigung gegen:** Warmes, Fleisch	

Fehlgeburt, drohende ® ; danach

❗ Mindestens jede zehnte Schwangerschaft endet mit einer Fehlgeburt. Bis zur zwölften Woche entwickeln sich alle Organe des Fötus. Zu einer Fehlgeburt in dieser Zeit kommt es oft aufgrund einer massiven Fehlentwicklung des Fötus. Die meisten Frauen werden nach einer Fehlgeburt wieder schwanger und bekommen gesunde Kinder.

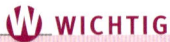 **WICHTIG**

Bei jedem Verdacht auf eine (drohende) Fehlgeburt: Bettruhe und Arzt/Hebamme verständigen!

Die wichtigsten Mittel: zunächst nach Monaten eingeteilt, danach sortiert nach möglichen Auslösern; dann nach Hauptsymptomen geordnet. Abschließend vier Mittel, die nach einer Fehlgeburt wichtig sind.

Mittel nach Monaten

Die ersten drei Monate: Caulophyllum (siehe Seite 51), Cimicifuga (siehe Seite 51), Kalium carbonicum (siehe Seite 52), Pulsatilla (siehe Seite 52), Sabina (siehe Seite 52)
Vierter bis siebter Monat: Sepia (siehe Seite 52)
Achter bis zehnter Monat: Pulsatilla (siehe Seite 52)

Deutlicher Auslöser

▪ **Folge von Schreck, Schock, Angst und Panik**	Aconitum C30 A
▪ **Folge von Verletzung und Unfall**	Arnica C30 A
▪ **Folge von körperlicher Überanstrengung** (Sport, Wanderung), **Überheben** (Umzug)	Rhus toxicodendron C12 A
▪ **Folge von (Liebes-)Kummer, Trauer, Sorgen und Streit**	Ignatia C12 A
▪ **Folge von einem Wutanfall nach Streit**	Chamomilla C12 A
▪ **Folge von Ärger, Empörung, Entrüstung, Demütigung**	Staphisagria C12 A
▪ **Folge von Verkühlung, Durchnässung und feuchter Kälte**	Dulcamara C6 A
▪ **Folge von schlechten Nachrichten, Schrecken; Folge von Grippe**	Gelsemium C12 A

E
F

Hauptsymptom: vorzeitige Wehen, Krämpfe

▪ **scharfe, krampfartige Schmerzen im Unterleib, die ausstrahlen;** dabei schwach, müde, zittrig; später dann dunkle Blutungen; das Mittel kann auch schon vorbeugend bei den ersten Beschwerden eingenommen werden, wenn Sie bereits eine Fehlgeburt hatten oder sie befürchten	Caulophyllum C12 A ✗
▪ **körperliche Symptome ähnlich wie Caulophyllum, aber mit trauriger, pessimistischer, depressiver Niedergeschlagenheit,** »Gefühl, in einer schwarzen Wolke zu stecken«; auch	Cimicifuga C12 A

nervös, unruhig, geschwätzig; kann vorbeugend genommen werden	
▪ **Schmerzen, Wehen und Krämpfe wechseln die Stelle und die Intensität; schlimmer durch Alleinsein** und nachts; **besser durch Trost und Beachtung;** Sie sind weinerlich, ängstlich, anhänglich, durstlos, verlangen nach frischer Luft, nach Gesellschaft; typisch ist eine Unverträglichkeit von Fett	**Pulsatilla C12** A
▪ **mit dem Gefühl, als ob etwas aus dem Unterleib herausdränge;** anfallsartige Krämpfe, die vom Kreuz ausgehen; Abneigung gegen Sex, Partner, Job; Sie sind gereizt und depressiv; Ihnen ist übel **Bewährt bei:** Gebärmuttersenkung und Bänderschwäche (vor allem nach mehreren Schwangerschaften)	**Sepia C12** A
▪ **mit krampfartigen, quälenden, stechenden Schmerzen im Rücken;** Verlangen nach Gegendruck und fester Massage; Sie fühlen sich **schwach** und frieren, verlangen nach Wärme; Sie weinen vor Schmerzen	**Kalium carbonicum C6** A

Hauptsymptom: Blutung

▪ **wichtigstes Mittel bei Blutung in der frühen Schwangerschaft;** Blut mit dunklen Klumpen; wellenförmige, einschnürende Schmerzen vom Kreuz- zum Schambein	**Sabina C6** A ✕

Nach einer Fehlgeburt

▪ **erstes Mittel zur Wundheilung**	**Arnica C30** A
▪ **Folge von Blutverlust;** Sie sind schwach, kalt, blass	**China C6** A

■ **wichtiges Wundheilmittel;** bei drohenden Entzündungen	Calendula C6 **A**
■ **verhindert eine Infektion;** bei drohenden oder beginnenden Entzündungen **(bei Fieber und Schüttelfrost ins Krankenhaus!)**	Pyrogenium C30 **A**

siehe auch **vorzeitige Wehen** Seite 75 und **Neigung zur Fehlgeburt** Seite 29

Haarausfall in der Schwangerschaft

■ **Sie sind sehr redselig und eifersüchtig;** Stimmung schwankt zwischen Verdruss und Ärger; Sie vertragen nichts Enges am Kopf	Lachesis C12 **C**

siehe auch **Haarausfall in der Stillzeit** Seite 93

Halsschmerzen/Mandelentzündung **E**

Falls die Mittel nicht rasch ansprechen, müssen Sie die Ursache klären lassen! Eine nicht richtig behandelte, nicht ausgeheilte Mandelentzündung kann zu schweren Nacherkrankungen führen.

Beginnende Halsschmerzen

■ **mit wenig Allgemeinsymptomen;** eventuell leichtes Fieber	Ferrum phosphoricum D12 **A**
■ **nach Kälte oder Luftzug;** beim Schlucken ziehen die Schmerzen zum Ohr; besser durch Wärme; Sie sind sehr gereizt	Nux vomica C12 **A**
■ bei grippalem Infekt, nach Aufregung oder als Folge von feuchtem Wetter (warmes oder kaltes Wetter); wunder Rachen; Sie sind **müde, schlapp und zittrig;** Sie frösteln am Rücken; haben keinen Durst	Gelsemium C12 **A**

Plötzliche akute Halsschmerzen (mit hohem Fieber)

■ durch kalten Wind; dunkelrote Mandeln, trockener, roter, heißer Rachen, der sich wie zugeschnürt anfühlt; **großer Durst auf Kaltes;** aber sehr schmerzhaftes Schlucken; **stechende oder stark brennende Schmerzen**	Aconitum C30 **S**
■ durch feuchte Kälte; Rachen und Mandeln sind heiß, **knallrot, geschwollen,** trocken, Hals wie zugeschnürt; heftige, wunde, **pochende Schmerzen;** trotz Schmerzen dauerndes Bedürfnis, zu schlucken; **wenig Durst;** himbeerrote Zunge	Belladonna C12 **S**

Weitere Mittel bei Entzündung

■ der Rachen ist dunkel- bis blaurot; beim Schlucken ziehen die Schmerzen zum Ohr; Kloß im Hals; langes Zäpfchen (leicht geschwollen und vergrößert); geschwollene, schmerzhafte Lymphknoten; **warme Getränke verschlimmern, kalte lindern;** die Zunge ist an Rändern und Spitze rot; Gliederschmerzen **Bewährt bei:** Seitenstrang-Angina, Pfeifferschem Drüsenfieber	Phytolacca C6 **A**
■ blassrote Entzündung; Hals, Mandeln und Zäpfchen sind glasig dick geschwollen; Zäpfchen hängt wie ein Sack; **stark stechende Schmerzen;** Kloßgefühl; starke Schluckbeschwerden; Hals fühlt sich wie zugeschnürt an; Zungenspitze rot; **Wärme ist unerträglich, Kälte** (Getränke, Umschläge) **bessert**	Apis C12 **A**

▪ Rachen und Mandeln sind dunkel- bis purpurrot; deutlich linksseitige Halsschmerzen, oder Schmerz beginnt links und wandert nach rechts; Wärme (auch Getränke), Berührung und enge Kleidung am Hals sind unerträglich	Lachesis C12 A

Auch bei beginnender Eiterung

H

▪ splitterartige Schmerzen, als ob eine Gräte im Hals stecke; eindeutig besser durch warme Getränke und Wickel; weiße Stippchen auf den Mandeln; Sie können kaum schlucken, sind ungeheuer kälteempfindlich und gereizt	Hepar sulfuris C12 A
▪ wunde, brennende Halsschmerzen mit üblem Mundgeruch, starker Speichelfluss, schlimmer nachts; andauerndes schmerzhaftes Schlucken; der Hals ist dunkelrot, trocken und geschwollen; vereiterte Mandeln; geschwollene Lymphknoten; Zunge ist geschwollen und hat am Rand Zahneindrücke; nächtliches Schwitzen; Sie sind gegen Hitze und Kälte empfindlich	Mercurius solubilis C12 A

siehe auch **fieberhafter Infekt** Seite 46

Hämorrhoiden

▪ Blutungen und starke Schmerzen fachlich klären lassen!

▪ nur selten Blutungen; große äußere blaurote Hämorrhoiden; dumpfe Kreuzschmerzen; nach dem Stuhlgang ein Gefühl der Schwellung, mit Brennen und Stechen; Abwischen des Stuhls schmerzhaft; Jucken in der Bettwärme **Bewährt in der Schwangerschaft**	Aesculus C6 A

56

■ **dunkle, venöse Blutungen** nach dem Stuhlgang; große äußere dunkelrote bis bläuliche Hämorrhoiden; hervorgetreten und zum Platzen geschwollen; sehr berührungsempfindlich; After wund, wie gequetscht; Rückenschwäche und Erschöpfung; Pulsieren im After **Bewährt nach der Schwangerschaft**	Hamamelis C6 **N**
■ **traubenförmig hervortretende, bläuliche Hämorrhoiden**; brennen und jucken; Blut- und Schleimabsonderungen; Blähungen mit unfreiwilligem Stuhlabgang; Kälte (Sitzbad, Dusche) bessert	Aloe C6 **N**
■ **mit chronischer Verstopfung**; Pflockgefühl im Anus; Jucken und Brennen; Blähungs- koliken und harter knolliger Stuhl **Bewährt während und am Ende der Schwangerschaft**	Collinsonia D12 **A**
■ **meist innere, stark juckende Hämorrhoiden**, die eventuell vorfallen, sich einklemmen und dann äußerst empfindlich sind; **oft verbunden mit Verstopfung und vergeb- lichem Stuhldrang**; Folge von sitzenden Berufen; nach Arzneimittelmissbrauch (Abführmittel)	Nux vomica C12 **C**
■ **brennende und juckende Hämorrhoiden, vor allem in der Bettwärme**; gerötete, wunde Stellen am After; alle Körperöffnungen sind rot; Durchfall und Verstopfung im Wechsel; häufig treibt Sie der Stuhlgang morgens früh aus dem Bett; schlimmer durch Wärme, be- sonders Bettwärme, nachts und durch Bier	Sulfur C12 **C**

Äußerliche Behandlung: mit Hamamelis-, Calendula- oder Echinacea-Salbe **N**

Herpes, Genitalherpes E

❗ Bei jedem Genitalherpes während der Schwangerschaft Arzt oder Hebamme konsultieren!

Die genannten Mittel nur nach Absprache einnehmen.

▪ zur äußerlichen Behandlung: mehrmals täglich pur zum Auftupfen	Hypericum-Tinktur
▪ brennende, juckende Bläschen mit rotem Rand, schlimmer durch Kälte und Nässe; Sie sind unruhig; Folge von Erkältung oder Infekt	Rhus toxi-codendron C12 N
▪ juckende Bläschen mit scharfer, ätzender Flüssigkeit; Sie sind introvertiert, leiden unter altem Kummer, können nicht vergessen und vergeben	Natrium chloratum C12 N
▪ nur bei Genitalherpes; Abneigung gegen Sex, Partner, Beruf; Sie wollen alleine sein, sind reizbar und depressiv	Sepia C12 N
▪ nur bei Genitalherpes; wenn Sie auch Warzen oder Zysten haben oder hatten, Ihr Pap-Abstrich schon einmal positiv war oder Sie schon einmal an einer Geschlechtskrankheit gelitten haben	Thuja C12 N

Herzklopfen

❗ Der Puls ist in der Schwangerschaft normalerweise erhöht. Da kann schon einmal vorübergehend Herzklopfen auftreten. Anhaltende Beschwerden fachlich klären lassen!

Allgemein bewährt

▪ mildes Herztonikum; beruhigt und stärkt das Herz	Crataegus D2 A
▪ nervöses Herzklopfen mit Aufregung und Einschlafstörung; Herz schlägt bis zum Hals	Strophan-tus D12 A

Weitere Mittel

■ anfallweises, plötzlich heftiges Herz-klopfen; durch Angst, Schreck, Aufregung; mit Unruhe und Todesangst; aus dem Schlaf heraus	Aconitum C30 **S**
■ **wie nach zu viel Kaffee; nervös, überdreht;** Herzklopfen, -stolpern, -rasen; mit Unruhe; Folgen von Schreck, **Freude**, Aufregung	Coffea C12 **A**
■ nervöses Herz mit Angst; Gefühl eines Herzkrampfs; Pulsieren im ganzen Körper; schlechter in warmen, überfüllten Räumen	Lilium tigrinum C6 **A**
■ ängstliches Herzklopfen, vor allem im Liegen, Sie müssen sich aufsetzen; Pulsieren im ganzen Körper; Folgen von (Liebes-)Kummer und Sorgen	Natrium chloratum C12 **C**
■ heftiges Herzklopfen mit Hitzewallung; Klopfen und Zittern im Körper; Schweiß-ausbrüche; häufig hormonell bedingt	Sepia C12 **A**
■ das Klopfen raubt Ihnen den Atem; Sie fassen sich ans Herz	Laurocera-sus D12 **A**

Husten/Bronchitis **E**

❗ Starke Schmerzen in der Brust, hohes Fieber, Atemnot, blutigen Auswurf, Verdacht auf Lungenentzündung und chronischen Husten unbedingt fachlich klären lassen!

Trockener Husten im Anfangsstadium

■ **plötzlicher Husten;** pfeifende Einatmung; rauer, zugeschnürter Hals; eventuell mit Erstickungsgefühl; auch hohes Fieber und **großer Durst**; Folge von trockener Kälte/Wind ➖ um/nach 24 Uhr	Aconitum C30 **A**

▪ plötzlich (abends) bellender Husten; mit Kratzen im »rohen« Hals; auch hohes Fieber, aber **wenig Durst**; Folge von feucht-kalter Witterung; klopfende Kopfschmerzen und rotes, heißes Gesicht beim Husten	Belladonna C12 **A**

Krampfartiger, spastischer Husten

▪ **reflexartiger Husten in der Schwanger-schaft;** auch trockener, hackender, spastischer, nächtlicher Husten; unruhige, nervöse Hände	Kalium bromatum C6 **A**
▪ nächtlicher spastischer Reizhusten; gleich nach dem Hinlegen; auch Kitzelhusten; Sie müssen sich aufsetzen	Hyoscya-mus C12 **A**

Trockener Husten mit wenig Schleim

▪ **Hauptmittel bei allmählich sich entwickeln-dem hartem, trockenem Husten;** dabei eventuell stechende Brustschmerzen; Sie halten sich den Brustkorb; sind gereizt, möchten Ihre Ruhe haben; **gieriger Durst auf Kaltes;** berstende Kopfschmerzen; Sie müssen sich beim Husten hinsetzen, haben das Verlangen, tief Luft zu holen ▬ **durch Bewegung,** Sprechen, tiefes Atmen, Essen; **beim Betreten eines warmen Raumes** ✚ durch Ruhe, Liegen auf der schmerzhaften Seite	Bryonia C6 **A**
▪ anhaltender, trockener, hackender Husten **in der Schwangerschaft;** Auslöser ist eine trockene Stelle im Kehlkopf; auch Jucken im Hals und in der Brust ▬ abends, nachts, nach dem Hinlegen	Conium C12 **N**

H

• **bellender, blecherner Reizhusten, mit heftigen Hustenanfällen, die Ihnen den Atem nehmen;** das Gesicht wird blaurot; ausgelöst oft durch heftiges Kitzeln in der Luftröhre; Würgen und Erbrechen ▬ **nachts, im Liegen;** durch Wärme, Sprechen, Essen	Drosera C6 **A**
• **raue bis tonlose Stimme;** trockener, harter Husten mit wundem, brennendem Schmerz in Hals, Kehlkopf und Brust; Blut im abgehusteten Schleim; Sie sind leicht erschöpft; **Durst auf Kaltes**	Phosphorus C12 **N**

Mit stärkerer Schleimbildung

• **mit Übelkeit und Erbrechen;** Schleim rasselt in den Bronchien, wird jedoch kaum abgehustet; Sie sind atemlos, oft heiser bis tonlos; blass, erschöpft mit dunklen Augenringen; die Zunge hat keinen Belag; pfeifender Husten	Ipecacuanha C6 **A**
• **gelbgrüner Schleim, lässt sich morgens gut abhusten;** tagsüber und an der frischen Luft nur wenig Husten, der **abends** aber **trocken und krampfartig** wird; Sie vertragen keine Wärme und verlangen nach frischer Luft; Sie sind launisch, weinerlich und möchten nicht allein sein	Pulsatilla C12 **A**

Juckreiz – Haut, weibliche Geschlechtsorgane

Anhaltende Beschwerden immer fachlich klären lassen!

• **vorwiegend an den Körperöffnungen;** aber auch am ganzen Körper ▬ durch Wärme	Acidum fluoricum C12 **N**

▪ schlimmer in Bettwärme (Jucken der weiblichen Geschlechtsorgane)	Mercurius solubilis C12 **N**
▪ schlimmer in Bettwärme (bei Hautjucken)	Sulfur C12 **N**
▪ vorwiegend nachts; raubt Ihnen den Schlaf; ohne Ausschlag; Kälte bessert	Dolichos C6 **N**
▪ trockene, schuppige, heiße, irritierte Haut; auch in der Vagina	Ichthyolum D4 **N**
▪ von Vagina und Schamlippen während der Schwangerschaft	Caladium C6 **N**
▪ in der Vagina, mit und ohne Ausfluss; oder bei bläschen- und herpesartigen, häufig ringförmigen Hautausschlägen	Sepia C12 **N**

H
J
K

Kindsbewegung, schmerzhafte **R**

▪ Sie fühlen sich wie geprügelt und geschlagen; hindert Sie am Schlaf	Arnica C30 **N**
▪ die Bauchdecke fühlt sich an wie gequetscht; müde Glieder; nach Arnica	Bellis perennis C6 **N**
▪ heftige und anhaltende Kindsbewegungen nach Ultraschall	Cicuta D12 **N**

Kopfschmerzen/Migräne

❗ Bei plötzlich unerträglich starken oder bei anhaltenden Kopfschmerzen gehen Sie zum Arzt!

▪ pulsierende, klopfende, berstende, heftige Kopfschmerzen; sehr empfindlich gegen Licht und Erschütterung; Folge von Grippe, Verkühlung, Stockschnupfen, Sonnenstich, Migräne	Belladonna C12 **S**

■ **berstende Kopfschmerzen, schlimmer durch kleinste Bewegung,** besser durch absolute Ruhe, kalte Auflagen, feste Druckmassage; **von der Stirn zum Nacken ziehend;** an den Schläfen; hinter den Augen; Folge von Ärger, Grippe	Bryonia C6 **A**
■ dumpf, schwer, pulsierend, **vom Nacken zu den Augen aufsteigend;** Sie sind müde, schlapp und zittrig; Gefühl, als sei der Kopf in einen Schraubstock eingespannt; mit Sehstörungen, Schwindel; Folge von Grippe, Angst, Sorgen, Sonne	Gelsemium C12 **A**
■ **Schmerz, als würde ein Nagel ins Hirn getrieben,** schlimmer durch Sonne, Rauch, Gerüche; beginnt langsam, endet plötzlich; Folge von Kummer, Trauer	Ignatia C12 **A**
■ **klopfende, hämmernde Kopfschmerzen,** denen **Sehstörungen** (Blitze, Flimmern) oder ein taubes Gefühl im Gesicht **vorausgehen;** dann Übelkeit und Erbrechen; Schmerzen beginnen morgens, sind am (Vor-)Mittag unerträglich und werden gegen Nachmittag besser; oft Folge von Leid oder Kummer	Natrium chloratum C12 **N**
■ **Spannungskopfschmerzen durch Stress;** steifer Nacken durch Luftzug; mit Übelkeit und Würgereiz, vor allem am Morgen; Schmerzen eher im Hinterkopf oder über den Augen; Folge von schwerer oder verdorbener Nahrung; von Kaffee, Tee	Nux vomica C12 **A**
■ drückende **Kopfschmerzen, durch warme, stickige Luft; durch fettes Essen,** Kummer und Sorgen, Erkältung; Schmerz wechselt den Ort; dabei Schwindel, Übelkeit und Erbrechen **+** durch sanfte Bewegung und frische Luft	Pulsatilla C12 **A**

▪ durch Überanstrengung der Augen (Computer, TV oder Lesen)	Ruta C6 **N**

Krampfadern – Varizen E

🚫 Entzündungen und Blutungen fachlich klären lassen!

▪ berührungsempfindliche Krampfadern; Gefühl wie zerschlagen, gequetscht, geprellt; die Haut kann rot und heiß sein, die Venen blaurot	Arnica C30 **N**
▪ berührungsempfindliche gestaute, erweiterte Venen mit wunden, stechenden Schmerzen; oft verbunden mit einem Gefühl der Zerschlagenheit und Schwere in den betroffenen Extremitäten **Bewährt bei:** Übergang in eine Venenentzündung mit Hitze, Schmerz, Schwellung	Hamamelis C6 **N**
▪ venöse Stauung mit Wundheits-, Müdigkeits- und Zerschlagenheitsgefühl in den Gliedern; Beschwerden beim Gehen; Folgen von Prellung mit Blutung oder Bluterguss	Bellis perennis C6 **N**
▪ gestaute, volle Venen mit schweren, müden Beinen; die Beine sind oft geschwollen und tun weh; Sie sind launisch, anhänglich und weinerlich; Abneigung gegen stickige Wärme; Verlangen nach frischer Luft ➖ durch Wärme, Bettwärme; durch das Hängenlassen der Beine ➕ durch Kühle; durch Hochlegen und Strecken der Beine	Pulsatilla C12 **N**
▪ bläulich-rote Entzündung; sehr berührungs- und wärmeempfindlich; eher links; starke Schmerzen; Strumpf oder Verband werden nicht vertragen ➕ durch kalte Anwendungen	Lachesis C12 **N**

K

▪ **Anschwellen der Beine vorwiegend bei Wärme;** Sie müssen die sich schwer anfühlenden Beine hochlagern; strecken nachts die heißen Füße aus dem Bett; die Fußsohlen brennen	**Acidum fluoricum C12** N
▪ **Krampfadern eher rechts;** an den Beinen; schmerzhaft; Sie neigen zu Blähungen und Leberproblemen	**Lycopodium C12** N

Äußerliche Behandlung: mit Hamamelis-, Calendula- oder Echinacea-Salbe im akuten Zustand als Salbenumschlag (Salbe ein bis zwei Millimeter dick auf eine Kompresse streichen, diese mit einer Mullbinde fixieren); Calciumfluoratum-Salbe zur Nachbehandlung N

Kreislaufschwäche, Blutdruck, niedriger R

▪ Sie sind blass, meist schlank, mit niedrigem Blutdruck, plötzlichem Schwindel- und Schwächeanfällen, vor allem bei raschen Bewegungen	**Veratrum album C6** S

siehe auch **Schwindel** Seite 70

Rückenschmerzen und Ischias

Oft bedingt durch die Lockerung des Bindegewebes. Anhaltende oder sehr starke Beschwerden fachlich klären lassen! Die Dornmethode, eine neuartige sanfte Rückenbehandlung, hat sich sehr bewährt.

▪ **erstes Mittel bei akutem Hexenschuss** oder akuter Nackensteife; Sie können sich nicht rühren, sind unruhig und ängstlich	**Aconitum C30** A
▪ **erstes Mittel nach Überanstrengung und Verheben;** Gefühl wie verrenkt, geprellt, zerschlagen; der Rücken ist sehr druckempfindlich, das Bett zu hart	**Arnica C30** A

▪ **durch Verheben;** Sie fühlen sich lahm, aber ruhelos; morgens und zu Beginn der Bewegung steif, bei weiterer leichter Bewegung besser; **Wärme** und Massagen bessern	Rhus toxicodendron C12 **A**
▪ schwacher, steifer, lahmer Rücken; quälende, stechende, ziehende Schmerzen; Sie verlangen zu liegen, nach Ruhe, **Wärme** und festem Druck (Massage) im Rücken	Kalium carbonicum C6 **A** ✕
▪ **ständige dumpfe Rückenschmerzen mit Lahmheit;** schlimmer durch Bewegung, Gehen und Bücken, beim Aufstehen nach dem Sitzen; häufig auch Hämorrhoiden	Aesculus C6 **A** ✕
▪ Rückenschmerzen und Ischias **mit herunterdrängendem Unterleib und Bänderschwäche;** schlimmer nach Sex, im Sitzen, beim Aufrichten, Bücken oder beim Pressen während des Stuhlgangs	Sepia C12 **A**
▪ steife Nackenschmerzen; druckempfindliche Halswirbel; die Schmerzen ziehen zum Kopf, in den Rücken, die Arme; Taubheit und Kribbeln in den Händen ➕ Wärme	Cimicifuga C12 **N**

K R S

Schilddrüsenvergrößerung während der Schwangerschaft

Jede Schilddrüsenstörung muss fachlich abgeklärt werden.

▪ bei Schilddrüsenvergrößerung	Hydrastis C6 **N**
▪ **mit Schilddrüsenüberfunktion** und Symptomen wie Unruhe, Herzklopfen, Gewichtsverlust, Schlafstörungen; typisch für dieses Mittel ist Verlangen nach Geräuchertem (Wurst, Schinken)	Calcium phosphoricum D12 **N**

Schlafstörungen Ⓡ

Müdigkeit und ständiges Schlafbedürfnis sind normal zu Beginn der Schwangerschaft. Anhaltende Schlafstörungen aber fachlich klären lassen!

Allgemein bewährt

■ bei nervöser Erschöpfung und Schlaflosigkeit	Avena sativa D2 Ⓝ

Weitere Mittel bei Schlaflosigkeit

■ **mit plötzlicher Angst und Panik;** Sie schrecken aus dem Schlaf; sind unruhig, werfen sich hin und her; bei Fieber und Albträumen	Aconitum C30 Ⓐ
■ **durch Schmerzen aufgrund heftiger Kindsbewegung;** Sie fühlen sich wie geprügelt; das Bett scheint zu hart	Arnica C30 Ⓐ
■ **durch (freudige) Aufregung;** Sie können nicht abschalten; sind hektisch, überdreht; Zustand erinnert an eine »Überdosis« Kaffee; nach zu viel Kaffee oder Tee	Coffea C12 Ⓐ
■ **durch frischen (Liebes-)Kummer** oder Sorgen; starke Stimmungsschwankungen; Sie seufzen und gähnen; tagsüber müde, nachts schlaflos	Ignatia C30 Ⓒ
■ **nächtliche Albträume;** Sie schrecken aus dem Schlaf; nächtliche Angstanfälle; mit unruhigen, zittrigen Händen	Kalium bromatum C6 Ⓐ
■ **sehr geräuschempfindlich;** Sie wachen gegen vier Uhr auf, können nicht mehr einschlafen; **Sie schlafen erst spät ein,** können lange nicht abschalten und einschlafen; Sie sind gereizt	Nux vomica C12 Ⓐ

■ abends im Bett sind Sie hellwach; Sie können wegen des Gedankenansturms nicht schlafen; der erste Schlaf nach dem Einschlafen ist ruhelos; Sie wachen morgens müde auf; Sie sind nachmittags müde; Verlangen nach frischer Luft; Sie fühlen sich anhänglich, sind launisch bis weinerlich	Pulsatilla C12 **N**
■ Sie sind nachts hellwach; Sie wachen jede Stunde auf (**Katzenschlaf**), erwachen **mit heißen Füßen,** Herzklopfen, Hitze und Schweißausbruch; Sie können zwischen drei und fünf Uhr nicht schlafen	Sulfur C12 **N**
■ **Schlaf unruhig und schlecht;** Sie können wegen quälender, depressiver Gedanken nicht einschlafen; Sie sind ängstlich und verzweifelt	Cimicifuga C12 **N**

S

Bei Schläfrigkeit

■ **Sie fühlen sich unendlich müde und kaputt;** könnten dauernd schlafen; sind bedrückt und weinerlich	Nux moschata C6 **N**

siehe auch **emotionale Probleme** Seite 42

Schnupfen **E**

Chronischen Schnupfen fachlich klären und homöopathisch konstitutionell behandeln lassen!

Allgemein bewährt

■ dünnflüssiges Sekret; bei Fließschnupfen oder Heuschnupfen	Luffa D12 **A**
■ dickes, schleimiges Sekret; bei Stockschnupfen oder Nasennebenhöhlen-Entzündung	Luffa D6 **A**

Beginnender Fließschnupfen durch Kälte, Nässe, Wind

▪ **plötzliches Frösteln mit häufigem Niesen** und heißem Fließschnupfen; durch kalten Wind; geht rasch in eine fiebrige Erkältung über; **verabreichen Sie frühzeitig eine Gabe – stoppt oft die Erkältung!**	Aconitum C30 **A**
▪ **dünnes, wässriges, brennendes und wund machendes Sekret**; durch feuchtkaltes Wetter; viel Niesen; nachts ist die Nase verstopft; Sie verlangen nach Wärme/warmen Getränken	Arsenicum album C12 **A**
▪ **Sie sind äußerst kälte- und zugempfindlich; leicht gereizt;** anfangs und morgens starker Niesreiz; tagsüber und in der Kälte Fließschnupfen, nachts und im Warmen ist die Nase verstopft	Nux vomica C12 **A**
▪ **die Nase tropft anfangs wie ein Wasserhahn** und wird bis zur Oberlippe wund; heftige Niesanfälle; später Stockschnupfen; Sie riechen und schmecken nichts; trockene, rissige Lippen; Fieberbläschen; frühzeitig einnehmen – stoppt oft die Erkältung!	Natrium chloratum C12 **A**

Akuter Schnupfen und Tränenfluss

▪ **typisch: scharfer Schnupfen – milde Tränen;** wund machender Fließschnupfen; viel Niesen; Druck auf der Stirn; raue Stimme, abgehackt klingender Husten; Verlangen nach frischer Luft	Allium cepa C6 **A**
▪ **typisch: milder Schnupfen – scharfe Tränen;** gereizte Augen; lichtscheu; später verklebte Augen; reichlich Schnupfen; Niesen; Husten	Euphrasia C6 **A**

Dickes, gelbgrünes Sekret

■ **Folge von feuchter Nässe und Schwitzen;** reichliches Sekret und Krusten; in der Kälte ist die Nase völlig verstopft; auch die Augen sind meist entzündet und verklebt	**Dulcamara** C6
■ **Wechsel zwischen Fließ- und Stock-schnupfen:** morgens läuft die Nase, abends ist sie verstopft; dickes, mildes Nasensekret; Geruchs- und Geschmacksverlust; Abneigung gegen Wärme; Verlangen nach frischer Luft	**Pulsatilla** C12
■ **zäher, Faden ziehender Schleim oder Schleimpfropfen;** Nase ist völlig verstopft; besser durch Wärme, Inhalation; wunde und entzündete Nasenlöcher; Druck an der Nasenwurzel	**Kalium bi-chromicum** C6

Schwangerschaftsinduzierter Hochdruck (SIH) Ⓡ

❗ Auch **Schwangerschaftsvergiftung, Präeklampsie** oder **Gestose** genannt; tritt meist zu Ende der Schwangerschaft auf.

Klinische Zeichen: Bluthochdruck, Ödeme, Eiweiß im Urin. Symptome: anhaltende Kopfschmerzen, Sehstörungen, Schwellungen (Ödeme) an Händen und Beinen, Bauchschmerzen, Übelkeit, Erbrechen.

Bei Verdacht immer sofort Arzt/Hebamme aufsuchen!

Bei zusätzlich auftretenden Krämpfen besteht Verdacht auf Eklampsie: Rufen Sie den Notarzt!

In leichten Fällen können folgende Mittel nach Absprache mit Arzt oder Hebamme helfen.

■ **Sie leiden unter Durst,** fühlen sich warm und überhitzt; Abneigung gegen (Bett-)Wärme; gerötetes Gesicht; Hände und Beine geschwollen	**Sulfur C12**

▪ **kein Durst**; blasse Schwellungen wie nach einem Bienenstich; mit Rötung und Hitze; verminderte Urinausscheidung; Abneigung gegen Hitze	**Apis C12** ▪ **A**

Schwindel

🔟 Starke und anhaltende Beschwerden sowie Schwindel nach Kopfverletzung umgehend fachlich klären lassen!

▪ **Sie sind anämisch, dauernd müde und schwach**; Schwindel mit Ohnmachtsneigung; Bindegewebsschwäche	**Aletris farinosa D6** ▪ **N**
▪ **mit großer Schwäche**; Sie müssen sich hinlegen und ganz stillhalten; schlimmer durch Aufsetzen, Bewegung **Bewährt bei:** Reisekrankheit; durch Schlafmangel	**Cocculus C6** ▪ **A**
▪ **Augenschließen und Wein bessern**; mit Sehstörungen; Sie stolpern wie betrunken; beim schnellen Kopfdrehen; mit Nackenschmerzen	**Gelsemium C12** ▪ **A**
▪ **mit Übelkeit und Erbrechen**; morgens beim Aufstehen, nach Kaffee, Tee, Tabak; beim Gehen, Aufsetzen und Geradeausschauen	**Natrium chloratum C12** ▪ **N**
▪ **mit Übelkeit und Brechreiz**; wie nach zu viel Alkohol; oft mit Kopfschmerzen; schlimmer nach dem Essen, morgens	**Nux vomica C12** ▪ **N**
▪ **Drehschwindel; Ihnen wird schwarz vor Augen**; morgens beim Aufstehen; durch angestrengtes Sehen (PC, Video); beim Hinauf- oder Hinunterblicken	**Phosphorus C12** ▪ **N**
▪ **nach Kopfverletzung**; Drehschwindel, schlimmer bei Lagewechsel, bei Kopfbewegung und beim Gehen	**Arnica C30** ▪ **A**

siehe auch **Kreislaufschwäche** Seite 64

Sodbrennen und Aufstoßen

Starke und anhaltende Beschwerden sollten stets fachlich geklärt werden!

▪ **übermäßige Säureproduktion** mit saurem Aufstoßen und Erbrechen; Gefühl, als seien die Zähne stumpf; auch Blähungen und Magendrücken; schlimmer durch Essen, nachts	Robinia D12
▪ **saures, wässriges Aufstoßen**; mit Übelkeit und Erbrechen; morgens nach dem Erwachen; **Essen bessert**	Acidum lacticum D12 N
▪ mit **brennenden Schmerzen in Magen und Speiseröhre**; brennende Zunge; **nach scharfem Essen**	Capsicum D12 N
▪ **Sodbrennen und Aufstoßen, vor allem abends nach dem Essen**; Aufgestoßenes schmeckt bitter, süßlich oder nach dem gerade Gegessenen	Natrium chloratum C12 N
▪ **nächtliches Sodbrennen und Aufstoßen**; sauer, bitter, ranzig, mit Essensresten; häufig reichlicher Speichelfluss	Mercurius solubilis C12 N
▪ **bitteres und saures Aufstoßen ein bis zwei Stunden nach dem Essen**; Folge von zu reichlichem, zu stark gewürztem, zu hastigem Essen	Nux vomica C12 N
▪ **nach fetten Speisen, Schweinefleisch, Eis**; ranziges, bitteres Aufstoßen; starkes Verlangen nach frischer Luft	Pulsatilla C12 N

Unterleib, Beckenbereich, Schmerzen

❗ Gelegentliche, vorübergehende Schmerzen sind bei Schwangeren nicht ungewöhnlich. Anhaltende Schmerzen fachlich klären lassen! Bei akuten Infektionen mit starken Schmerzen und Fieber gehen Sie umgehend zum Arzt!

S
U

Ist medizinisch keine Ursache erkennbar, können homöopathische Mittel helfen.

▪ **krampfartige Schmerzen** in Gebärmutter und Eierstöcken; Sie müssen sich **zusammenkrümmen**; fester Druck und Wärme bessern; Folge von Ärger, Zorn	Colocynthis C6 **A**
▪ **krampfartige Schmerzen** in Gebärmutter und Eierstöcken; Sie müssen sich **zusammenkrümmen**; Reiben, Massage und Wärme bessern	Magnesium phosphoricum C6 **A**
▪ **linksseitige Schmerzen** in Gebärmutter und Eierstöcken; schlimmer durch Druck und Enge (Kleidung); Ausscheidungen bessern	Lachesis C12 **N**
▪ **Schmerzen in der rechten Eierstockgegend;** Blähungen; schlimmer durch Druck und Enge (Kleidung), von 16 bis 20 Uhr, nach dem Essen; besser durch Abgang von Wind	Lycopodium C12 **N**
▪ **in die Oberschenkel ziehende Schmerzen im Unterleib;** scharfer, brauner Ausfluss; Sie fühlen sich aufgebläht, überhitzt, überreizt, verlangen nach frischer Luft	Lilium tigrinum C6 **N**
▪ **Schmerzen und Schwellung in der rechten Eierstockgegend;** Sie suchen nach Bestätigung und fühlen sich leicht angegriffen	Palladium D10 **N**
▪ **Schmerzen in der linken Eierstockgegend;** äußerst empfindliche Geschlechtsorgane; schlimmer durch Sex; Sie wirken hochmütig und stolz	Platinum C12 **N**
▪ **Unterleibsschmerzen nach ungewöhnlichem oder übermäßigem Sex;** schlimmer durch Ärger, Demütigung, Unterleibs-OP	Staphisagria C12 **N**

siehe auch **Blähungen** Seite 36

Verdauungsstörung/Magenverstimmung

Hormonell bedingt und infolge der zunehmenden Verdrängung des Darmes in der Schwangerschaft kann es zu Verdauungsstörungen kommen. Lebensmittelvergiftungen, hohes Fieber, anhaltendes Erbrechen, starker Durchfall, ausgeprägte Kreislaufreaktionen und anhaltende Beschwerden unbedingt fachlich klären lassen!

▪ **Bewährt bei:** Durchfall, Übelkeit, Erbrechen, Bauchschmerz; auch als Prophylaxe auf Reisen, wenn die Nahrung schlecht vertragen wird (dreimal täglich eine Gabe)	Okoubaka D6 **A**

siehe auch **Verstopfung** Seite 73, **Blähungen** Seite 36, **Erbrechen und Übelkeit** Seite 43, **Durchfall** Seite 40, **Sodbrennen und Aufstoßen** Seite 71

Verstopfung (Obstipation)

Häufig infolge »Raumnot« und/oder durch das Hormon Progesteron bedingt. Ballaststoffreiche Ernährung, viel Flüssigkeit und reichlich Bewegung sind wichtig. Eine hartnäckige Verstopfung immer fachlich klären lassen!

Vorwiegend ohne Stuhldrang

▪ **mühevoller Stuhlabgang; Sie müssen heftig drücken und pressen;** kleiner, knotiger, trockener Stuhl; rissiger, wunder After; schlimmer durch Kartoffeln	Alumina C12 **N**
▪ **harter, meist großvolumiger Stuhl,** dunkel, »wie verbrannt«; **gieriger Durst auf Kaltes;** Sie fühlen sich ausgedörrt; sind gereizt, wollen Ihre Ruhe	Bryonia C6 **N**
▪ **»lähmungsartige« Verstopfung;** Untätigkeit des Darmes; für Tage kein Stuhldrang; kleiner und knotiger Stuhl, wie Schafkot; Folge von Schreck, Narkose und Operationen	Opium C12 **N**

U
V

▪ **der Stuhl schlüpft wieder zurück, sobald Sie das Pressen beenden;** trockener, harter, aber auch weicher Stuhl, wird nur unter Mühe und Anstrengung entleert	Silicea C12 **N**
▪ **großer harter Stuhl, Gefühl einer Kugel im Rektum;** oder weicher Stuhl, schwierig zu entleeren; Gefühl, als dränge beim Pressen der Mastdarm heraus; auch bei Prolaps (Vorfall); der After nässt	Sepia C12 **N**

Vorwiegend mit Stuhldrang

▪ **häufiger Stuhldrang mit vergeblichem Pressen und Drücken;** der Stuhl ist klebrig, pastenartig; Schmerzen beim Pressen; auf Reisen; Schmerzen in der Nabelgegend; gieriger Hunger; überempfindliche Geschlechtsteile	Platinum C12 **N**
▪ **spastische Verstopfung mit häufigem, vergeblichem Stuhldrang;** Sie drücken vergeblich, haben das Gefühl, nicht fertig zu sein; nach Ärger, nach zu schwerem Essen, Medikamenten (zum Beispiel Abführmitteln) und auf Reisen	Nux vomica C12 **N**
▪ **mit Blähungen und Bauchkoliken;** viele Darmgeräusche; aufgetriebener Bauch; vergeblicher Stuhldrang; Sie vertragen keine enge Kleidung und **können nicht auf fremde Toiletten gehen** (auf Reisen)	Lycopodium C12 **N**
▪ **spastische Verkrampfung des Schließmuskels;** Gefühl, als würde der After geschnürt und nach innen hochgezogen, »bleistiftartiger« Stuhl; mit krampfartigen Bauchschmerzen	Plumbum C12 **N**

Wadenkrämpfe und andere krampfartige Beschwerden

Anhaltende Beschwerden müssen fachlich geklärt werden!

▪ **nächtliche Wadenkrämpfe**; Muskelkrämpfe nach körperlicher Überanstrengung; auch Schreibkrämpfe; krampfartige Bauchschmerzen; besser durch Wärme (zum Beispiel Wärmflasche), sanfte Massage	**Magnesium phosphoricum C6** A
▪ **wenn Magnesium phosphoricum nicht hilft;** Krämpfe der Finger, Füße und Zehen; Kältegefühl; Durchfall und Wadenkrämpfe; auch spastischer Husten; blass; blaue Lippen	**Cuprum metallicum C30** A
▪ **Wadenkrämpfe** mit Spannen und Ziehen; dabei Kreislaufschwäche und kalter Schweiß; besser durch Wärme	**Veratrum album C6** A

Wehen, vorzeitige (Gefahr der Frühgeburt) R

❗ Jedes Baby, das vor der 37. Woche geboren wird, ist eine Frühgeburt. Von der 30. Woche an besteht für das Kind eine 90%ige Überlebenschance. Vorzeitige Wehen müssen umgehend von Arzt oder Hebamme geklärt werden! Gründe dafür können ernsthafte gesundheitliche Probleme des Fötus (die aber meist frühzeitig erkannt werden) oder Probleme der Mutter sein (wie eine Schwäche des Muttermunds, ein überdehnter Uterus oder eine Blasenentzündung). Auch Schreck, Angst oder ein Sturz können Auslöser sein. Bis zum Arzttermin helfen die empfohlenen Mittel oft schon.

▪ **nach einem Schock, Schreck,** auch Sturm und kaltem Wind	**Aconitum C30** A
▪ **nach einem Sturz oder Fall**	**Arnica C30** A

• Sie fühlen sich schwach, nervös, zittrig, kalt; scharfe, schmerzhafte, aber meist kurze Wehen; oft durstig	Caulo-phyllum C12 **A**
• durch Angst, Erregung; mit grippeähnlichen Symptomen; Sie sind zittrig, schwach, kalt; scharfe, schmerzhafte, meistens kurze Wehen; kein Durst	Gelsemium C12 **A**
• Sie sind weinerlich, anhänglich und launisch, wollen nicht alleine sein; die Wehen sind wechselhaft; Sie fühlen sich schwach, ruhelos, **brauchen frische Luft** und haben keinen Durst	Pulsatilla C12 **A**

Zahnschmerzen **E**

! Zahnfleischbluten tritt häufig zu Anfang der Schwangerschaft auf. Bei allen Zahnbeschwerden sollten Sie einen Zahnarzt aufsuchen!

Akute plötzliche Schmerzen

| • **heftige, klopfende Schmerzen;** strahlen bis zum Ohr aus; Wange rot und geschwollen; Zähne äußerst berührungsempfindlich | Belladonna C12 **S** |
| • bei starken, schießenden Schmerzen; schlimmer nachts, durch Kälte und Wind; gerötete, schmerzende Backe; Sie sind rastlos; Zähne sind kälteempfindlich | Aconitum C30 **S** |

Besser durch Kälte, Eis

| • unerträgliche Schmerzen, schlimmer durch Wärme und nachts, besser durch Kaltes und Eis; der Schmerz macht Sie wütend und aggressiv; Sie werfen sich beim Liegen hin und her; rote, heiße, geschwollene Backe | Chamomilla C12 **S** |

■ unerträglich heftige, zuckende Schmerzen; kommen und gehen plötzlich; **besser durch Kälte und Eis**, schlimmer durch Wärme; Sie sind schlaf- und ruhelos	Coffea C12 **A**

Mit viel Speichelbildung

■ und schlechtem Mundgeruch; Schmerzen schlimmer nachts, durch Kaltes und Warmes; geschwollene Backe	Mercurius solubilis C12 **A**
■ **Zahnschmerzen** ziehen bis zum Ohr; starker Speichelfluss; geschwollene Backe; Zähne scheinen zu lang und sind sehr empfindlich; Urtinktur verdünnt zum Gurgeln (drei Tropfen auf einen Esslöffel Wasser)	Plantago major D6 **A** äußerlich Urtinktur **N**

Schlechter durch Kälte, Eis

■ **Karies und hohle, schwarze Zähne;** Zähne bröckeln, werden locker, verfärben sich, sind **überempfindlich gegen Berührung und Kälte**	Staphisagria C12 **N**
■ **vor allem nächtliche Zahnschmerzen (im Bett);** schlimmer nach dem Essen, durch Kälte und Ruhe; Sie müssen aufstehen und umhergehen; Zähne fühlen sich zu lang an; Schmerz ist pochend; strahlt zum Auge aus	Magnesium carbonicum C6 **A**
■ ziehende, klopfende, stechende Schmerzen beim Zusammenbeißen der Zähne, strahlen ins Ohr aus ➕ durch Wärme ➖ durch Kälte	Sepia C12 **N**
Bei **Zahnfleischbluten** Gurgeln/Einreiben mit Hypericum-Tinktur (10 bis 20 Tropfen auf ein halbes Glas Wasser)	

Vor, während und nach der Geburt

Homöopathische Mittel haben sich vor, während und direkt nach der Geburt sehr bewährt. Deshalb werden sie heute von vielen Hebammen eingesetzt. Zwei wissenschaftliche Studien aus Frankreich bestätigen eindrucksvoll die Wirksamkeit der Mittel:

- In einer ersten Doppelblindstudie wurde im neunten Schwangerschaftsmonat eine Mischung aus fünf Homöopathika (**Arnica C5, Caulophyllum C5, Cimicifuga C5, Pulsatilla C5** und **Gelsemium C5**) zweimal täglich gegeben. Die Kontrollgruppe erhielt Placebo. Das Ergebnis war fast spektakulär: Die Dauer des Geburtsvorgangs wurde durchschnittlich von 8,5 Stunden bei der Placebogruppe auf 5,1 Stunden bei jenen, die die Mittel einnahmen, reduziert; die Einnahme der Mittel verkürzte damit den Geburtsvorgang im Durchschnitt um mehr als drei Stunden. Während in der Kontrollgruppe 40 % eine schwierige Geburt hatten, waren es nur 11,3 % bei denen, die das homöopathische Kombinationspräparat eingenommen hatten. (1*)

- In einer zweiten Studie wurde Gebärenden **Caulophyllum C7** jede Stunde fünf Globuli vier Stunden lang während der aktiven Phase des Geburtsvorgangs verabreicht. Während bei Gebärenden, die Placebos bekommen hatten, die Dauer des Geburtsvorgangs durchschnittlich 314 Minuten betrug, waren es bei den Frauen, die das homöopathische Mittel einnahmen, nur 227 Minuten. Diese Studie wurde ein Jahr später mit vergleichbarem Resultat wiederholt. (2*)

---

* (1),(2): Quellenangaben siehe www.svensommer.com

Übersicht

Vor der Geburt

Stressvermeidung, Entspannung, ausreichender Schlaf, regelmäßige Spaziergänge, eine ausgeglichene Ernährung, Atemübungen und der Geburtsvorbereitungskurs helfen, sich auf die Geburt des Kindes vorzubereiten. Zusätzlich können homöopathische Mittel nützlich sein.

Anormale Kindslage (Steiß- oder Querlage)

❗ Die Homöopathie (auch die Akupunktur!) kann eine Veränderung der Lage des Kindes bewirken. Bestmöglicher Behandlungszeitraum: von der 32. bis zur 36. Schwangerschaftswoche. Ich habe die wichtigsten Mittel genannt. **Nehmen Sie sie bitte nur nach Absprache mit Ihrer Hebamme, Ihrem Heilpraktiker, Homöopathen oder Arzt!**

■ wenn Sie sich allgemein wohlfühlen und keine besonderen Symptome vorhanden sind. Achtung: Es kann zu verstärkten Kindsbewegungen kommen	**Pulsatilla C30** C
■ wenn nach sieben Tagen keine Lageveränderung eingetreten ist, für drei bis vier Tage	**Pulsatilla C200 einmal**
■ wenn nach weiteren sieben Tagen keine Lageveränderung eingetreten ist. Sollte nach drei Wochen kein Erfolg eintreten, hilft das Mittel nicht, hat aber auch nicht geschadet	**Pulsatilla C1000 einmal**

Geburtsvorbereitung – Methode 1

❗ Nach der ersten französischen Studie (siehe Seite 78) wird während des neunten Schwangerschaftsmonats eine Mischung aus fünf Homöopathika gegeben. Sie hilft, die Geburtsphase zu verkürzen und Komplikationen während der Geburt zu vermeiden. **Besprechen Sie die Einnahme der Mittel mit Ihrer Hebamme und nehmen Sie sie nur, wenn Sie sich im neunten Monat wohlfühlen.**

▪ **Arnica C5, Caulophyllum C5, Cimicifuga C5, Pulsatilla C5** und **Gelsemium C5** – entweder in der Apotheke mischen lassen oder von jedem Mittel zeitgleich zweimal täglich eine Gabe einnehmen (drei Globuli)	Mischung zweimal täglich eine Gabe

Geburtsvorbereitung – Methode 2

❗ Nach der zweiten französischen Studie (siehe Seite 78) wird nach Einsetzen richtiger Wehen ein Homöopathikum stündlich für vier Stunden gegeben. Es hilft, die Geburtsphase zu verkürzen. Sie können diese Methode anwenden, wenn Sie sich während des letzten Schwangerschaftsmonats nicht wohlgefühlt haben, Sie nur wenige homöopathische Mittel einnehmen wollen oder gegen eine Mischung von mehreren Homöopathika sind. **Sie müssen unbedingt zuvor mit Hebamme und Arzt klären, ob Sie diese Methode anwenden können,** da die Mittel während der aktiven Geburtsphase verabreicht werden!

▪ **beim Einsetzen richtiger Wehen und Öffnung des Muttermundes** nehmen Sie die erste Dosis (fünf Globuli); nehmen Sie dann vier Stunden lang stündlich fünf Globuli	Caulophyllum C7

Während der Geburt

Mit ihrer Fähigkeit, körperliche Funktionen zu regulieren und zu harmonisieren, können homöopathische Mittel aktiv dazu beitragen, dass die einzelnen Phasen des Geburtsvorgangs problemlos ablaufen. So ist die Geburt zwar immer noch ein schmerzhaftes Erlebnis, doch bleibt es meist im erträglichen Rahmen, und Komplikationen sind selten. Doch nur Hebammen und Ärzte dürfen bei der Geburt homöopathische Mittel verordnen. Bitte klären Sie dies schon im Vorfeld.

Natürlich kann in diesem Rahmen nicht auf mögliche Probleme während der Geburt eingegangen werden. Auch ist die Gebärende nicht in der Lage, das passende Mittel zu ihren Beschwerden selbst zu wählen; die Mittelwahl muss natürlich Hebamme und Arzt vorbehalten bleiben. Ein sehr bewährtes Mittel sei aber doch herausgestellt:

Bei der Entbindung (und auch danach)

Bitte mit der Hebamme und dem Arzt absprechen!

▪ **wenn Sie (auch die Geburtshelfer) sich überwältigt fühlen;** ob nun durch Schmerzen, Angst oder Panik, Erschöpfung oder Unruhe; wenn Sie glauben, Sie können einfach nicht mehr; bei Komplikationen	Rescue Remedy **R** **S** (siehe Seite 26)

Nach der Geburt

Vermeiden Sie Aufregung und Stress, gönnen Sie sich Ruhe und schonen Sie sich. Sie haben eine Höchstleistung vollbracht. Also lassen Sie sich verwöhnen. Viel Körperkontakt wirkt sich positiv auf Mutter und Kind aus.

Erschöpfung nach der Geburt

❗ Eine Geburt wird mit einem Marathonlauf verglichen. Doch für gewöhnlich dauert sie länger. **Gehen Sie bei starker Erschöpfung und starkem Blutverlust zum Arzt!**

▪ **durch die körperliche Anstrengung;** Sie fühlen sich müde, kaputt, erledigt, gequetscht, erschlagen, wie geprügelt; der ganze Körper kann schmerzen; dabei sind Sie	Arnica C30 **A**

rastlos, können nicht schlafen; das Bett scheint zu hart	
▪ **durch den Verlust von Blut und anderen Körperflüssigkeiten (Fruchtwasser, Schweiß);** Sie sind blass und neigen zur Ohnmacht	China C6 **A**
▪ **Sie sind dabei überdreht;** trotz Erschöpfung können Sie nicht einschlafen und ruhen (euphorisch aufgrund von körpereigenen Glückshormonen, den »Endorphinen«)	Coffea C12 **A**

siehe auch **Erschöpfung im Wochenbett** Seite 85

Verletzungen durch die Geburt

❗ Gehen Sie bei starken Beschwerden, starker Blutung, Verschlechterung des Befindens oder Fieber zum Arzt!

▪ **wichtigstes Verletzungsmittel;** Gefühl wie zerschlagen, gezerrt, wie geprügelt, ruhe- und schlaflos; Gewebe sind gequetscht, geprellt, gezerrt; bei blauen Flecken und Blutungen	Arnica C30 **A**
▪ **im Wechsel mit Arnica; spezifisch für Verletzungen von Bauch und Unterleib;** Sie fühlen sich wund und geprellt	Bellis perennis C6 **A**
▪ **bei Dammschnitt oder -riss;** zur Wundheilung in stündlichem Wechsel mit Hypericum	Calendula C6 **A**
▪ **bei Dammschnitt oder -riss;** Folge von Nervenverletzung	Hypericum C6 **A**
▪ **bei Dammschnitt;** Folge von Schnittverletzung (auch Kaiserschnitt)	Staphisagria C6 **N**
▪ **zur Entzündungsvorbeugung;** vor allem bei pochenden Empfindungen	Belladonna C12 **N**
▪ **äußerlich** zum Betupfen **bei Dammschnitt oder -riss** (verdünnt 1:10)	Calendula-Tinktur **N**

Im Wochenbett

Ruhe und Schonung sind jetzt wichtig. Lassen Sie sich Zeit zur Erholung. Sie sollten ein bis zwei, besser drei Wochen im Bett verbringen – auch wenn Sie sich gesund und munter fühlen. Das vermeidet viele potenzielle Probleme. **Wichtig:** Bei allen Beschwerden im Wochenbett bitte die Hebamme oder einen Arzt hinzuziehen!

Übersicht

Blasenstörung: Harnverhaltung, Inkontinenz

Durch das Pressen und die Anspannung während der Geburt kann es möglich sein, dass Sie entweder den Urin nicht halten (Inkontinenz) oder nicht lassen (Harnverhaltung) können. In beiden Fällen ist Beckenbodengymnastik eine wichtige und gute Hilfe. Bitte mit Hebamme oder Arzt besprechen.

▪ **während oder nach einer anstrengenden, schwierigen oder traumatischen Geburt** oder nach Verwendung wehenfördernder Mittel (von der Hebamme gegeben)	**Arnica C30** **A**

▪ **vor allem bei Inkontinenz;** dabei schwach, ängstlich und ruhelos; Sie sind durstig und wollen nicht allein sein	Arsenicum album C12 **A**
▪ **bei Beschwerden direkt nach der Geburt** durch Reizung der Gewebe	Belladonna C12 **A**
▪ **vor allem bei lähmungsartiger Harnverhaltung** (wenn Arnica nicht hilft); keine Blasentätigkeit über längere Zeit	Causticum C6 **N**
▪ **bei lähmungsartiger Inkontinenz;** oft begleitet von zittriger Schwäche und Zuckungen	Hyoscyamus C12 **N**
▪ **Beschwerden mit Senkungsgefühl;** Gefühl, als dränge die Gebärmutter hervor; Sie schlagen Ihre Beine übereinander	Sepia C12 **N**
▪ **nach einer Narkose;** Gefühl der Schmerzlosigkeit, Lähmung und Benommenheit	Opium C12 **N**

siehe auch **Senkungsbeschwerden** Seite 88

Depressive Verstimmung, postnatale

Oft sind hormonelle Veränderungen für den »Heultag«, den »Babyblues«, verantwortlich. Aber auch Sorgen, Probleme und Erschöpfung können Gründe dafür sein. Ängste, Appetit- und Schlafstörungen treten begleitend auf. Reden Sie mit einer Person Ihres Vertrauens! Bei einer Depression – außer in ihrer mildesten Form – bedarf es kompetenter medizinisch-psychologischer Betreuung.

▪ **Sie fühlen sich wertlos, als Versagerin;** sind lebensüberdrüssig, verzweifelt und melancholisch	Aurum C12 **C**
▪ **Sie sind apathisch,** fühlen sich ausgelaugt; wollen insgeheim allein sein, weg von Kind und Partner; fühlen sich deshalb schuldig; sind gereizt	Sepia C12 **C**

▪ **Gefühl, als laste eine dicke, schwarze Wolke auf Ihnen;** wechselt ab mit Panik- und Angstgefühlen sowie starkem Redefluss	Cimicifuga C12 **N**
▪ **Folge von altem Kummer und Leid;** Sie wollen alleine sein und ziehen sich zurück; Sie sind gereizt, nachtragend und schnell verletzt	Natrium muriaticum C12 **C**
▪ **Folge von akutem Kummer, Sorgen, Leid;** begleitet von häufigem Seufzen, einem Kloß im Hals oder Brustenge; häufige Stimmungs- schwankungen, »himmelhoch jauchzend, zu Tode betrübt«	Ignatia C12 **N**
▪ **Sie möchten getröstet werden;** Sie weinen viel, sind launenhaft; Verlangen nach Zu- neigung, Gesellschaft (Sie möchten nicht allein sein) und frischer Luft	Pulsatilla C12 **N**
▪ **Sie zeigen manisch-depressive Züge,** wechselnd von großer Melancholie zu großer Redseligkeit	Lachesis C12 **N**
▪ **Sie fühlen sich depressiv, sehr schwach und gereizt;** Sie sind sehr wetterfühlig und kälteempfindlich; Ihr Rücken fühlt sich schwach an und schmerzt	Kalium carbonicum C6 **N**

Erschöpfung, Müdigkeit und Schwäche im Wochenbett

Gönnen Sie sich Ruhe und Schonung! Viel Schlaf ist die beste Medizin.

▪ **durch den Flüssigkeitsverlust** (Blut, Frucht- wasser); Sie leiden unter Reizbarkeit, Anämie mit Schwindel und Schwäche, Sie haben blaue Augenränder, Blähungen und schwitzen viel	China C6 **N**

86

▪ **körperliche und geistige Erschöpfung, durch Flüssigkeitsverlust oder Kummer;** Sie sind schwach, apathisch; haben großen Durst; häufiges nächtliches Wasserlassen	Acidum phosphoricum C6 **N**
▪ **Sie sind anämisch, andauernd müde, schwach;** Schwindel mit Ohnmachtsneigung; Bindegewebsschwäche	Aletris farinosa D6 **N**
▪ **mit Schwäche, stechenden Rückenschmerzen und vielem Schwitzen;** die Haare sind trocken und fallen aus; Sie fühlen sich gereizt	Kalium carbonicum C6 **N**

Fieber, durch postpartale Infektion (Kindbettfieber)

❗ **Bei jedem Fieber im Wochenbett sofort die Hebamme, den Arzt rufen!** Es ist in diesen Fällen an Milchfieber (siehe Seite 95), Mastitis (siehe Seite 91) oder, vor allem in den ersten 14 Tagen nach der Geburt, an das heute eher seltene Kindbettfieber (postpartale Infektion) zu denken. Dabei verändert sich der Wochenfluss, er stagniert oder riecht faulig. Außerdem treten Kopf- und Gliederschmerzen sowie Schüttelfrost auf.

Bei Kindbettfieber müssen Sie umgehend ins Krankenhaus! Bis dahin können Homöopathika helfen.

▪ **plötzliches, heftiges Fieber über 38,5 ºC mit wirren Fieberträumen;** der Körper ist dampfend heiß, der Kopf rot; pochende Empfindungen und Schmerzen	Belladonna C12 **A**
▪ **dabei starke Unterleibsschmerzen, schlimmer durch die geringste Bewegung;** Fieber mit starkem Durst	Bryonia C6 **A**
▪ **mit heftigem Schüttelfrost, Zähneklappern und Gliederschlagen;** der Wochenfluss riecht faulig und ist spärlich	Pyrogenium C30 **A**

▪ **Fieber und Schmerzen nach dem Schlaf;** der zuvor übel riechende Wochenfluss **stagniert;** Sie sind äußerst berührungsempfindlich und haben unerträgliche Kopfschmerzen	**Lachesis** C12 **A**

Nachwehen

❗ Nachwehen entstehen dadurch, dass sich die Gebärmutter nach der Geburt wieder auf ihre ursprüngliche Größe zusammenzieht. Während Nachwehen nach der ersten Geburt nicht so häufig sind, werden sie bei weiteren Geburten immer stärker. Bei anhaltenden leichteren Schmerzen (oft während des Stillens) können Sie eines der empfohlenen Mittel wählen. Wenn innerhalb von 24 Stunden keine Besserung eintritt, die Schmerzen sehr stark sind oder Komplikationen (wie starke Blutungen) auftreten, dann gehen Sie zu Ihrer Hebamme oder zu Ihrem Arzt!

▪ **nach einer anstrengenden, schwierigen oder traumatischen Geburt;** nach Verwendung von wehenfördernden Mitteln; mit Gefühl von Wundheit, Prellung; im Bett ist keine Lage bequem	**Arnica C30** **A**
▪ **plötzliche und heftige Wehen;** der Unterleib ist heiß, gespannt und empfindlich; Sie wollen sich strecken; mit rotem, heißem Gesicht	**Belladonna** C12 **A**
▪ **kurze, krampfartige Schmerzen mit zittriger Schwäche und nervöser Erschöpfung;** diese Wehen treten oft schon während der Geburt auf	**Caulophyllum** C12 **A**
▪ **die Schmerzen machen Sie wütend, ungehalten und ärgerlich;** Sie werfen sich hin und her	**Chamomilla C12** **A**

▪ **mit Überempfindlichkeit, Übererregtheit, Schlaflosigkeit;** (häufig nach der Geburt!); Wärme bessert	Coffea C12 **A**
▪ **Schmerzen mit Prolapsgefühl,** dem Gefühl, als dränge die Gebärmutter nach unten heraus; Sie fühlen sich gereizt, depressiv und wollen eher allein sein	Sepia C12 **A**
▪ **Schmerzen wechseln oft die Stelle, bei launischem Wesen;** Sie sind weinerlich, wollen nicht alleine sein; warme, stickige Räume sind Ihnen unerträglich	Pulsatilla C12 **A**
▪ **mit starken Schmerzen im unteren Rücken;** fester Druck im Kreuz bessert; Sie fühlen sich erschöpft und kaputt	Kalium carbonicum C6 **A**
▪ **lang anhaltende Schmerzen,** vor allem, wenn Sie schon mehrere Geburten hatten und mager sind; Sie fühlen sich erschöpft, Ihre Haut ist trocken und schlaff	Secale C12 **N**

siehe auch **Wochenfluss** Seite 89, **Fieber** Seite 86, **Verletzungen durch die Geburt** Seite 82

Senkungsbeschwerden

❗ Gehen Sie bei einem Vorfall beziehungsweise anhaltenden Beschwerden zur Hebamme oder zum Arzt!

▪ **nach schwieriger oder traumatischer Geburt**	Arnica C30 **C**
▪ **mit nach unten drängendem Gefühl,** Schwere des Uterus; Sie müssen die Beine übereinanderschlagen; oft auch hilfreich bei frischem Gebärmuttervorfall	Sepia C12 **N**
▪ **bei Senkungsgefühl oder Vorfall des Rektums**	Ruta C6 **N**

siehe auch **Blasenstörung** Seite 83

Venenentzündung

! Wundheitsgefühl, Verfärbung der Haut, örtliche Hitze und Schwellung sind Symptome einer Venenentzündung und müssen umgehend fachlich geklärt werden! Bei Fieber, Schüttelfrost oder Unwohlsein gehen Sie zum Arzt!

siehe **Krampfadern** Seite 63

Verstopfung im Wochenbett

siehe **Verstopfung** Seite 73

Wochenfluss (Lochien), Störungen

! Der Wochenfluss kann bis zu vier Wochen andauern. Mit ihm wird anfangs Blut (auch in Klumpen), später eine Art Schleim ausgestoßen, während sich die Gebärmutter verkleinert. Alle Störungen des Wochenflusses (zu reichlich, zu gering, zu blutig, übel riechend, schwarz) von der Hebamme klären und sich von einem Homöopathen beraten lassen! Wenn der Wochenfluss stagniert und Fieber auftritt (Verdacht auf Kindbettfieber) oder bei plötzlich auftretenden starken Blutungen, gehen Sie **sofort zur Hebamme oder zum Arzt!**

▪ **das wichtigste Mittel nach der Geburt** zur Wundheilung der Gebärmutter (auch bei Blutungen) und um Komplikationen vorzubeugen	**Arnica C30** **N** (für drei Tage)

siehe **Kindbettfieber** Seite 86

Während der Stillzeit

Es gab Zeiten, da wurde behauptet, ein Milchpulver aus der Apotheke sei besser als die Muttermilch. Wir wurden eines Besseren belehrt. Das künstlich hergestellte und teure Produkt ist nur eine Imitation der Natur.

Die Muttermilch ist und bleibt die beste Nahrung für Ihr Baby. Sie enthält, neben einer für den Säugling idealen Mischung aus Nährstoffen und Enzymen, Antikörper, die Ihrem Kind in seinen ersten Lebenswochen und -monaten einen wichtigen Immunschutz geben.

Der innige Körperkontakt beim Stillen ist zudem wichtig für die Mutter-Kind-Beziehung, viele Unruhezustände Ihres Kindes lassen sich dadurch vermeiden.

Normalerweise kann jede Mutter stillen; durch das Anlegen des Neugeborenen so bald wie möglich nach der Geburt kommt es zum Milchbildungsimpuls. In den ersten Tagen bilden sich die Vormilchstufen (Kolostrum), die besonders wichtige Abwehrstoffe für Ihr Kind enthalten. Am dritten oder vierten Tag schießt üblicherweise die Milch in die Brüste ein, die dabei schmerzhaft spannen können. Regelmäßiges Anlegen führt nach einer Weile zum Stillrhythmus. Machen Sie es sich beim Stillen so gemütlich wie möglich.

Während des Stillens kommt es übrigens auch zum Zusammenziehen der Gebärmutter, was wichtig ist für deren Rückbildung.

In der Stillzeit sollten Sie sich möglichst vollwertig ernähren und auf Stimulanzien, Medikamente und Rauchen verzichten. Eine regelmäßige Pflege von Brust und Brustwarze beugt möglichen Problemen vor.

Beschwerden (auch nur Unsicherheiten) während der Stillzeit sind häufig und sollten mit der Hebamme besprochen werden, die in den meisten Fällen helfen kann.

Übersicht

Abstillen

Die WHO empfiehlt, sechs Monate zu stillen. Am besten
für Kind und Brust ist eine schrittweise Umstellung. Das
Hochbinden der Brüste, Alkoholumschläge, eine verrin-
gerte Flüssigkeitsaufnahme sowie die empfohlenen Mittel
sind dann kaum noch nötig.

▪ **reduziert den Milchfluss**	Phytolacca D3 **A**
▪ **wenn die Brust gestaut, voll und leicht gerötet ist**	Urtica urens C30 **N**
▪ **wenn Sie plötzlich abstillen müssen** (aufgrund der Einnahme von Antibiotika oder anderer Medikamente)	Lac caninum D12 **A**
▪ **wenn Sie plötzlich abstillen müssen** und sehr weinerlich sind	Pulsatilla C12 **A**

Brustdrüsenentzündung (Mastitis) **E**

❗ Wird die Brust nach einem Milchstau (siehe Seite 96)
rot, heiß, hart und sehr schmerzhaft, ist sie entzündet;
meist mit Fieber, das rasch steigt. **Bei Mastitis sofort Hebamme, Arzt oder Heilpraktiker rufen (Abszessgefahr)!**

Homöopathika helfen, vor allem dann, wenn sie rechtzeitig gegeben werden. Eventuell das Kind anlegen, die Milch ausstreichen oder abpumpen, um die Brust zu entleeren – auch wenn dies schmerzhaft ist. Kalte Kompressen, Retterspitz- und Quarkumschläge haben sich bei Brustdrüsenentzündung bewährt.

Eher akute Entzündung mit hohem Fieber

▪ **die Brust ist sehr erschütterungsempfindlich;** mit heißer, geschwollener, knallroter Stelle; pochende Schmerzen; plötzliches hohes Fieber über 38,5 °C mit rotem Gesicht	Belladonna C12 **A**
▪ **die geringste Bewegung ist unerträglich;** die Brust ist voll und steinhart; **Sie wollen Ihre Ruhe;** trockene Lippen und großer Durst; Fieber selten über 38,5 °C	Bryonia C6 **A**

Eher entzündete schmerzhafte Knoten (auch nach dem akuten Fieber)

▪ **beim Stillen schießt der Schmerz durch den ganzen Körper;** oft geschwollene Lymphknoten in der Achsel und am Hals; Sie fühlen sich kaputt und zerschlagen	Phytolacca C6 **A**

Eher Übergang in die Eiterung

▪ **stechende Schmerzen bei Berührung;** die Brust ist heiß, auch pochend; **heiße, nicht kalte Kompressen bessern;** Sie frieren, oder Fieber mit Schüttelfrost	Hepar sulfuris C12 **A**

Äußerliche Behandlung: Zusätzlich eine Gabe des Mittels in 100 ml Wasser auflösen, die Lösung in die Brust einmassieren.

siehe auch **Milchstau** Seite 96, **Milchfieber** Seite 95, **Brüste, schmerzende** Seite 39, **Abstillen** Seite 91

Gesichtsflecken, gelb-braun (Chloasma)

• **allgemein bewährt;** kann auch als Salbe zweimal täglich aufgetragen werden	**Kalium sulfuricum D6** N
• **Sie sind ausgelaugt, apathisch und gereizt, würden am liebsten abhauen;** Verlangen nach Saurem; Abneigung gegen Sex	**Sepia C12** N
• **Sie leiden unter Blähungen;** nach wenigen Bissen sind Sie voll und müde; Sie vertragen nichts Enges um den Bauch; Verlangen nach Süßem	**Lycopodium C12** N

Haarausfall in der Stillzeit

Haarausfall ist in dieser Zeit normal, da er hormonell bedingt ist. Nach der Stillzeit wachsen die Haare wieder nach. Sehr starker Haarausfall ist häufig ein Zeichen von Erschöpfung.

• **Sie sind müde, erschöpft, schwach;** feines, trockenes, brüchiges Haar; Sie leiden unter Kreuzschmerzen	**Kalium carbonicum C6** C
• **mit frühzeitigem Ergrauen;** trockene, faltige Haut, vorzeitig gealtert; Sie leiden unter Blähungen und sind morgens oft recht gereizt	**Lycopodium C12** C
• **mit Kummer und Sorgen;** Ihr Haar fällt in Büscheln aus; fettige Haut an der Stirnpartie, sonst ist die Haut trocken; Sie sind introvertiert und wollen alleine sein	**Natrium chloratum C12** C
• **Sie sind müde, gereizt, erschöpft** und fühlen sich ausgelaugt; Sie haben dunkle Augenringe; Sie wollen alleine sein; Abneigung gegen Familie, Partner und Sex; Verlangen nach Saurem	**Sepia C12** C

• bei struppigem, trockenem, schuppigem **Haar;** die Kopfhaut ist oft empfindlich und brennt; die Haut ist trocken und unrein **Bewährt bei:** zur Entgiftung und nach erschöpfenden Krankheiten	**Sulfur C12** **C**

siehe auch **Schwächezustände** Seite 99

Kind verweigert die Muttermilch

Die folgenden Mittel sind angezeigt, wenn dem Kind die Muttermilch anscheinend nicht schmeckt. Das passende Mittel wird von der Mutter eingenommen.

• eher großes, leicht dickliches Baby, mit großem Kopf; es ist eher passiv und schwitzt leicht am Kopf	**Calcium carbonicum D12 N**
• eher dünnes, zartes Baby; es ist eher aktiv und leicht gereizt; die spärliche Milch schmeckt salzig oder sauer	**Calcium phosphoricum D12 N**
• eher feines, zartes Baby, das die Milch schnell erbricht	**Silicea C12 N**
• die Milch schmeckt nicht; Mutter und/oder Kind haben Soor	**Borax C6 N**

Milchbildung, zu wenig

Die Milchbildung ist von vielen Faktoren abhängig. Unter anderem von der Flüssigkeitszufuhr (trinken Sie ausreichend, beispielsweise einen Milchbildungstee) und vom Allgemeinzustand (achten Sie auf gesunde Ernährung, ausreichenden Schlaf und Entspannung). Emotionale Probleme können schnell die Milchbildung unterdrücken. Viel körperlicher Kontakt zum Kind und die Unterstützung durch die Umgebung helfen. Kleinere Störungen können Sie meist mit den hier empfohlenen Mitteln beheben. Bei anhaltenden Problemen kann oft die Hebamme oder ein homöopathisch versierter Behandler helfen.

▪ Probleme beim anfänglichen Einschießen der Milch	Agnus castus D12 **N**
▪ stimuliert allgemein die Milchbildung	Urtica D3 **A**
▪ stimuliert die Milchbildung, verbessert die Milchqualität; nach Krankheit, Nervenschwäche, Schlafstörungen; Anämie	Lecithinum D4 **N**
▪ häufig mit sehr empfindlichen Brustwarzen; Schwäche und Erschöpfung	Lac caninum D12 **N**
▪ Sie sind sehr weinerlich; dabei launisch, wollen Gesellschaft, nicht alleine sein; Sie haben keinen Durst	Pulsatilla C12 **N**
▪ nach Ärger, Gemütserregung oder Kälte; Sie sind sehr durstig	Bryonia C6 **N**
▪ nach einem Wutausbruch	Chamomilla C12 **N**
▪ nach Kummer, Leid und Sorgen; mit viel Seufzen	Ignatia C12 **N**
▪ nach zu langem Stillen; Sie sind erschöpft und zu dünn; Kind verweigert die Milch	Calcium phosphoricum D12 **N**

Milchfieber **E**

! Beim Einschießen der Milch oder beim Milchstau kann es zu Schmerzen, Hitze, Fieber und Schüttelfrost kommen. Häufiges Stillen und sanftes Ausstreichen der Brüste helfen. Jedes Fieber in der Stillzeit muss fachlich geklärt werden. Gehen Sie zur Hebamme! Kindbettfieber (siehe Seite 86) muss unbedingt ausgeschlossen werden!

▪ wirkt vorbeugend; nehmen Sie es, wenn die Brüste zu schmerzen beginnen, sich wund, hart und voll anfühlen	Arnica C30 **N**

▪ **plötzliches trockenes Fieber;** Sie sind ängstlich, ruhelos, sehr durstig	**Aconitum** **C30** **A**
▪ **plötzlich Fieber, anfangs trocken, dann mit Schweiß;** rotes, heißes Gesicht; die Brust ist extrem berührungs- und erschütterungsempfindlich; Sie sind gereizt; wenig Durst; Übergang in eine Mastitis	**Belladonna** **C12** **A**

siehe auch **Fieber im Wochenbett** Seite 86, **Milchstau** unten, **Mastitis** Seite 91, **schmerzende Brüste** Seite 39

Milchstau

Der Milchstau macht sich durch schmerzhafte Verhärtungen (von Teilen) der Brust bemerkbar. Wenn nicht darauf reagiert wird, kann es schnell zu einer Mastitis (siehe Seite 91) kommen. Übervolle Brüste können nur schlecht geleert werden. Vermeiden Sie dies durch rechtzeitiges und häufiges Anlegen oder Ausstreichen der Brust. Notfalls pumpen Sie die Milch ab. Verhärtungen mit Massage- oder Olivenöl sanft vor und während des Stillens weich massieren. Solange sie noch nicht entzündet ist, die Brust warm halten (feucht-heiße Kompressen). Eine Hebamme steht Ihnen mit Rat und Tat zur Seite. Folgende Mittel können helfen:

▪ **wirkt vorbeugend;** nehmen Sie es, wenn die Brüste zu schmerzen beginnen, sich wund, hart und voll anfühlen	**Arnica C30** **N**
▪ **sehr wunde Brustwarzen;** harte knotige Brust ist sehr empfindlich; Schmerz strahlt aus; Sie fühlen sich zerschlagen	**Phytolacca** **C6** **A**
▪ **Sie weinen nur noch;** Sie leiden unter stark wechselnden Beschwerden und Schmerzen; Sie wollen nicht alleine sein und verlangen nach frischer Luft	**Pulsatilla** **C12** **A**

▪ **Brüste extrem schmerzhaft bei Berührung und Erschütterung;** Sie halten sie mit der Hand, um sich vor Schmerz zu schützen	Lac caninum D12 **A**
▪ **die Brust ist sehr erschütterungs- und berührungsempfindlich;** dabei voll, hart, heiß und gerötet; Ihr Körper fühlt sich fiebrig heiß an	Belladonna C12 **A**

Äußerliche Behandlung: Zusätzlich eine Gabe des gewählten Mittels in 100 ml Wasser auflösen und die Lösung sanft in die Brust einmassieren.

siehe auch **Mastitis** Seite 91, **Milchfieber** Seite 95, **Kind verweigert die Milch** Seite 94, **schmerzende Brüste** Seite 39

Plazenta-Nosode

Ein homöopathisches Mittel, das aus der eigenen Plazenta hergestellt wird. Somit ist es das persönliche Mittel für Mutter und Kind. Es kräftigt und stimuliert das Immunsystem, unterstützt die Rückbildung der Gebärmutter, regt die Milchbildung an, verbessert die Milch und vieles mehr. Während der Stillzeit bitte vorsichtig dosieren (ein- bis zweimal täglich). Die Plazenta-Nosode kann mit anderen Mitteln kombiniert werden. Mehr Informationen dazu siehe Seite 105 und unter www.svensommer.com

Schmerzhaftes Stillen E R

Meist verursacht durch die Überbeanspruchung der Brustwarzen durch das Stillen. Die Brustwarzen sind dann gereizt oder entzünden sich sogar. Lassen Sie sich zeigen, wie das Kind richtig angelegt wird. Oft hilft es, das Kind in einer anderen Position anzulegen.
Länger anhaltende Beschwerden fachlich klären lassen. Auch Soor (Candida) kann dazu führen, dass die Warzen wund werden und schmerzen.

Eher entzündete Brustwarze

▪ **rote, entzündete Brustwarzen noch ohne Risse im Anfangsstadium**	Chamomilla C12 **N**
▪ **wunde, ziehende Schmerzen,** strahlen ins Schulterblatt aus; **Kleidung schmerzt;** Gefühl, als zöge ein Bindfaden an der Brust	Croton tiglium D12 **N**
▪ **wandernde Schmerzen** strahlen nach hier und dort aus; launische, weinerliche, anhängliche Stimmung	Pulsatilla C12 **N**
▪ **stechende Schmerzen in der rechten Brust** strahlen in den Rücken aus; Schmerz in der Warze und den Milchgängen der Brust	Phellandrium D6 **N**

Eher rissige, schrundige Brustwarze

▪ **scharfe, schneidende Schmerzen;** strahlen von entzündeten, rissigen Brustwarzen in den Rücken oder den ganzen Körper aus	Silicea C12 **N**
▪ **Schmerz strahlt in den ganzen Körper aus;** wunde, rote Brustwarze mit Schrunden	Phytolacca C6 **N**
▪ **schrundige, entzündete Brustwarze; sehr empfindlich, selbst die Kleidung schmerzt**	Castor equi D4 **N**
▪ **bei Soor (Candida);** beim Stillen schmerzt auch die andere Brust	Borax C6 **N**

Äußerliche Behandlung: mit verdünnter Calendula-Tinktur (1:10) bei Entzündung, als Calendula-Öl oder -Salbe **N** bei Rissen oder Schrunden. Pflege und Nachsorge mit Olivenöl oder Silicea-Salbe. Auch Rescue-Salbe hat sich bewährt. Bei wunden Brustwarzen hilft das Auftragen von Muttermilch. Auf den Brustwarzen trocknen lassen. Luft, Licht und Wärme (auch etwas Sonne) fördern die Heilung.

siehe auch **Milchstau** Seite 96, **Brustwarzen** Seite 40

Schwächezustände während der Stillzeit

■ **Folge von Flüssigkeitsverlust** (Milch, Blut, Sekrete); blass mit fleckiger Röte	China C6 **N**
■ **Folge von Flüssigkeitsverlust oder Kummer; Sie sind apathisch, passiv, teilnahmslos;** Verlangen nach frischen Säften	Acidum phosphoricum D12 **N**
■ **Sie sind ausgelaugt, schwach und nervös;** nervöse Schlaflosigkeit; nächtliche Unruhe; Albträume	Kalium phosphoricum D6 **N**
■ **Sie sind abgezehrt, introvertiert und verletzlich;** Haarausfall; Abmagerung am Hals; alter Kummer überfällt Sie	Natrium chloratum C12 **N**
■ **Sie sind leicht übergewichtig, ständig besorgt und ängstlich;** Sie verlangen nach Wärme, Süßem, Eiern, mögen keine Milch	Calcium carbonicum D12 **N**

Schwangerschaftsstreifen (Striae)

■ bei Schwangerschaftsstreifen und Erschlaffung der Bauchdecke	Calcium fluoratum D12 **N**

Äußerliche Behandlung: Calcium-fluoratum-Salbe im täglichen Wechsel mit Silicea-Salbe morgens und abends einmassieren. Silicea-Salbe kann auch während der Schwangerschaft verwendet werden; dann einmal täglich.

Sex, Abneigung gegen

■ **alles ist zu viel; am liebsten würden Sie abhauen;** Sex ist das Letzte, was Sie brauchen	Sepia C12 **N**
■ **Kummer macht Sie introvertiert und unglücklich;** die Scheide ist trocken, und Sie verkrampfen sich	Natrium chloratum C12 **N**

Das Neugeborene

Für den Säugling ist die Geburt ein monumentales Ereignis. Aus dem Mutterleib herausgedrängt, befindet er sich in einer völlig neuen Umgebung. Was Ihr Kind jetzt vor allem braucht, ist – wie unser Kinderarzt einmal sagte – Milch und viel Liebe. Trotz all Ihrer Fürsorge und Pflege wird Ihr Baby aber immer wieder einmal Beschwerden haben und schreien. Achten Sie dann auf die Symptome. Die Homöopathie hat sich bei Kindern sehr bewährt, da die Mittel schnell, sanft und ohne Nebenwirkungen helfen.

Anwendung der Mittel beim Säugling

Einem Säugling geben Sie von dem passenden Mittel ein bis zwei Globuli in die Backentasche; das ist eine Gabe. Sie können die Kügelchen zuvor zerstoßen. Eine kurze Berührung schadet der Wirkung nicht.

Beachten Sie bitte: Natürlich müssen Sie bei allen anhaltenden, ernsten oder starken Beschwerden Ihres neugeborenen Kindes fachliche Hilfe suchen. Auch hier ist wiederum eine gute Hebamme von unschätzbarem Wert.

Gegen den Geburtsschock sollte jedes Neugeborene direkt nach der Geburt eine Gabe **Aconitum C200** bekommen. Das Mittel hilft oft auch prophylaktisch gegen die bei Neugeborenen oft auftretende Gelbsucht.
Nach einer komplikationsfreien Geburt geben Sie etwa eine halbe Stunde später eine Gabe **Arnica C30**, danach weitere zwei Male in den ersten 24 Stunden. Arnica ist das wichtigste Verletzungsmittel der Homöopathie und hilft beim körperlichen Geburtstrauma und bei Quetschungen.

Anmerkung: In diesem Kapitel sind nur die wichtigsten Beschwerden in der Neugeborenenphase beschrieben. Bei vielen Beschwerden und Krankheiten des Kleinkinds, wie Blähungskoliken, Verstopfung, Schnupfen, Windelausschlag, Milchschorf, Fieber, bietet mein »GU Kompass Homöopathie für Kinder« weitere Hilfe (siehe Seite 127, »Bücher, die weiterhelfen«).

Übersicht

Der erste Stuhlgang, das Kindspech (Mekonium)

Die ersten Stühle des Neugeborenen sind dunkel und von pechartiger Konsistenz, sie werden in den ersten Stunden bis Tagen entleert. Dann wird der Stuhl typisch goldgelb. Manchmal leidet das Neugeborene anfangs unter Verstopfung. Verdauung und Stuhlgang sind für seinen Körper völlig neue Vorgänge. Verständlich, wenn der Säugling diese dann erst einmal als ungewohnt und sogar furchterregend empfindet.

▪ **spastische Verstopfung mit Kolik;** Ihr Kind presst und müht sich ab, aber nichts passiert; es schreit vor Ärger und Schmerz, ist ruhe- und schlaflos	**Nux vomica C12** **N**
▪ **trockene Verstopfung;** der Stuhl ist sehr trocken. Ihr Kind hat trockene Lippen	**Bryonia C12** **N**
▪ **Verstopfung und Hautprobleme;** Pickel oder gerötete, entzündete Haut, etwa am After	**Sulfur C12** **N**

Erbrechen und Spucken

❗ Beim Magenpförtnerkrampf, einer Verkrampfung des Magenausgangs, kommt es in den ersten Lebenswochen in zunehmendem Maß zu gussartigem Erbrechen selbst kleinster Milchmengen. Wenn das Kind keine Nahrung mehr behält und rapide an Gewicht verliert, **dann rufen Sie den Kinderarzt.** In diesen Fällen wird oft operiert. Das gewöhnliche Spucken tritt bei Säuglingen häufig auf. »Speikinder – Gedeihkinder«, sagt der Volksmund. Eine Milchunverträglichkeit ist häufig der Grund. Anhaltendes Erbrechen muss wegen des Flüssigkeitsverlustes rasch fachlich abgeklärt werden!

Bei Pylorospasmus, Erbrechen und Spucken

▪ **als krampflösendes Mittel;** Ihr Kind verschluckt sich leicht; die Milch kommt durch die Nase zurück; häufiger Schluckauf	Cuprum metallicum C30 einmal täglich für drei Tage

Bei gewöhnlichem Spucken

▪ **Ihr Kind mag keine Milch;** Milch verursacht sauren Durchfall oder Erbrechen; eher korpulentes Kind	Calcium carbonicum D12 A
▪ **Ihr Kind möchte andauernd gestillt werden;** Milcherbrechen; will aber ständig an die Brust; eher dünnes Kind	Calcium phosphoricum D12 A
▪ **Ihr Kind hat nach dem Erbrechen sofort wieder Hunger;** die Milch wird nach dem Trinken gleich wieder erbrochen; das Baby ist schwach und schläfrig	Aethusa D6 A
▪ **Ihr Kind hat nach dem Erbrechen keinen Hunger;** gieriger Esser, erbricht gleich nach dem Stillen	Antimonium crudum D12 A

■ **Abneigung gegen und/oder Unverträglich-keit von Milch;** das Erbrochene, ja, das ganze Kind riecht sauer **Bewährt bei:** wenn in der Schwangerschaft über längere Zeit Magnesiumpräparate eingenommen wurden	**Magnesium carbonicum D6** **A**

Wenn Ihr Kind selbst kleinste Mengen erbricht, hilft die Urtinktur von **Amygdalus persica:** 10 Tropfen in 100 ml frisch abgekochtes Wasser geben, abkühlen lassen und alle drei bis sechs Stunden einen Plastikteelöffel voll geben.

siehe auch **Kind verweigert die Muttermilch** Seite 94

Gelbsucht (Ikterus neonatorum)

! Durch Umstellungen im Blut des Neugeborenen kann es zur Gelbsucht kommen; die Haut und das Augenweiß verfärben sich gelblich. Die Gelbsucht tritt meist zwischen dem zweiten und vierten Tag auf.
Eine leichte Gelbsucht ist normal. Schock und Kälteeinwirkung bei der Geburt wirken sich negativ aus. Frühzeitiges Anlegen und Stillen sind wichtig, denn Flüssigkeit hilft. Da die Kinder dann oft trinkfaul und schlapp sind, sollte man sie tagsüber schon mal wecken. Wichtig ist, die Leber warm zu halten. Natürliches Sonnenlicht (zwei- bis dreimal täglich zehn Minuten nackt und an der Brust der Mutter, keine pralle Sonne!) kann im Sommer in leichten Fällen die Lichttherapie im Krankenhaus ersetzen. In südlichen Ländern und im Sommer tritt die Gelbsucht seltener auf. Jeden Ikterus vom **Kinderarzt** klären lassen!

■ direkt nach der Geburt gegeben (siehe Seite 100), hilft das Mittel gegen den Geburtsschock und **beugt oft einer Gelbsucht vor**	**Aconitum C200** eine Gabe
■ wichtiges Mittel, wenn keine anderen Beschwerden vorliegen	**Natrium sulfuricum D12** **N**

• **wenn Ihr Kind dabei lebhaft ist und kräftig saugt;** häufig mit Hautproblemen; wenn Sie während oder das Kind nach der Geburt Antibiotika bekommen haben	**Sulfur C12** **N**
• **wenn Ihr Kind dabei apathisch, schläfrig und trinkfaul ist** (bei diesen Symptomen Arzt oder Hebamme konsultieren!)	**China C6** **N**

Krämpfe nach der Geburt

❗ Wenn Ihr Kind Krämpfe hat, zuckt, blau und atemlos wird, dann **rufen Sie unverzüglich den Kinderarzt!** Bis der Arzt das Kind sieht, kann die Homöopathie aber schon helfen; das wichtigste Mittel:

• Ihr Kind zuckt und krampft, es wird blau und atemlos, Hände und Füße sind kalt und verkrampft	**Cuprum metallicum C30** **A**

Nabelpflege

❗ Den Nabelstumpf vorsichtig in Gaze einwickeln und seitlich neben dem Nabel unter der Windel fixieren. Die Gaze regelmäßig wechseln. Einen nassen (nach dem Bad) oder nässenden Nabel an der Luft oder mit einem Fön (niedrigste Stufe) trocknen. Normalerweise fällt der Stumpf nach drei Tagen bis drei Wochen ab. Einen blutenden, eitrigen oder faulig riechenden Nabel sowie Nabelwucherungen sollten Sie **vom Arzt behandeln lassen!**

• **bei Nabelblutung;** (sofort **Hebamme oder Kinderarzt** informieren und kontrollieren, ob die Nabelklemme um den Nabelstumpf richtig geschlossen ist); wenn die Blutung nicht nach der ersten Gabe stoppt – **Kinderarzt!**	**Arnica C30** **N** (für einen Tag)

Äußerliche Behandlung: Abtupfen mit verdünnter Calendula-Tinktur (10 Tropfen in 100 ml keimfreies, abgekochtes Wasser geben).

Plazenta-Nosode

Dieses homöopathische Mittel wird aus der eigenen Plazenta hergestellt. Für Mutter und Baby kann es sehr nützlich sein, da die Plazenta viele Immunstoffe, Mineralien, Hormone etc. enthält. So hilft die Nosode dem Kind bei Erkältungssymptomen, Bauchkoliken und Hautproblemen. Oder bei der Bewältigung von Stresssituationen, zum Beispiel beim Abstillen. Bei körperlichen Problemen mittlere Potenzen (D6 bis D12), bei emotionalen oder hartnäckigen Beschwerden höhere Potenzen (D20 bis D30) anwenden. Geben Sie das Mittel ein- bis zweimal täglich. Siehe auch Seite 97.

Verletzungen bei der Geburt

Durch die Enge des Geburtskanals, den Druck bei der Austreibung und durch mechanische Geburtshilfen (Zange, Saugglocke) kann es zu Verletzungen des Neugeborenen kommen. Dies müssen alle vom Arzt geklärt werden! Die empfohlenen Mittel begleitend zur ärztlichen Therapie geben. Lassen Sie sich von Hebamme, Arzt oder Heilpraktiker beraten.

▪ **erstes Mittel bei allen Verletzungen;** vor allem bei Bluterguss, Quetschung, Verletzung von Schädel, Gehirn, Wirbelsäule, Schlüsselbein	Arnica C30 **N**
▪ **bei Verletzungen von Nervengewebe;** mit Lähmungen, Zuckungen, Krämpfen (nach Arnica)	Hypericum C6 **N**
▪ **bei Ausrenkung, Stauchung, Zerrung** (wenn Arnica und Hypericum nicht ausreichend helfen)	Rhus toxicodendron C12 **N**

Äußerliche Behandlung: Zusätzlich eine Gabe des gewählten Mittels in 100 ml Wasser auflösen und die Lösung sanft einmassieren (nur in unverletzte Haut).

Leitsymptome wichtiger homöopathischer Mittel

Hier finden Sie die wichtigsten Homöopathika des Buches in alphabetischer Reihenfolge, zusammen mit dem deutschen Namen (zugleich der Inhaltsstoff). Für jedes Mittel sind die prägnantesten Symptome (= Leitsymptome) beschrieben, die bestimmend sind für die Heilung.

Sollten bei Ihrer Mittelsuche mehrere Mittel infrage kommen, dann vergleichen Sie deren Leitsymptome mit Ihren Beschwerden und wählen das Mittel aus, bei dem die Übereinstimmung (Ähnlichkeit) am größten ist. Bedenken Sie, dass nicht alle aufgeführten Symptome in einem Fall zutreffen müssen. Wichtig ist die **maximale Ähnlichkeit!**

Unter dem Stichwort »**Bewährt bei**« sind die in diesem Ratgeber erläuterten Einsatzgebiete genannt, bei denen sich das Mittel besonders gut bewährt hat; zur Behandlung der jeweiligen Krankheit gehört dieses Mittel immer in die engere Wahl.

Unter **Passt zu** finden Sie bei etlichen Mitteln eine allgemeine Charakterisierung des Typs oder des Verhaltens, wie es für Menschen typisch ist, denen dieses Mittel besonders gut hilft. Nicht immer wird alles genau auf Ihre Symptomatik zutreffen; stimmen jedoch Symptome und Charakterisierung überein, dann gehört das Mittel in die engste Wahl.

Hinweise oder **Warnungen** machen Sie auf Besonderheiten aufmerksam – bitte nicht übersehen!

ZEICHENERKLÄRUNG

+ = Verbesserung der jeweiligen Symptome
– = Verschlimmerung der jeweiligen Symptome

Aconitum (blauer Eisenhut)

Wird das Mittel frühzeitig gegeben, verhindert es oft den Ausbruch einer Krankheit (beispielsweise einer Grippe). **Passt zu:** ängstlichen und ruhelosen Kranken, mit Panikattacken (auch aus dem Schlaf) bis hin zur Todesangst

Bewährt bei: als erstes Mittel bei allen akuten, plötzlich auftretenden Beschwerden und Entzündungen

Symptome: Folgen von Schreck, Schock (Geburtsschock!) oder Unfall; auch Folgen von trockener Kälte, kaltem Wetter, kaltem Wind; bei Beschwerden, die akut, plötzlich, mit großer Heftigkeit auftreten, aber auch bei Angst und Panik, bei heftigem Herzklopfen, heftigen, unerträglichen Schmerzen; zudem plötzliches Frösteln, dann rascher, sehr hoher Fieberanstieg (über 38,5 °C) mit hartem, schnellem Puls (gleich beim ersten Frösteln geben!); die Haut ist heiß und trocken; ein Schweißausbruch erleichtert und senkt das Fieber; das gerötete Gesicht wird beim Aufrichten blass; mit körperlicher und geistiger Unruhe und großem Durst auf kalte Getränke

➖ um Mitternacht; durch Wärme, kalten Wind
➕ durch frische Luft, Aufdecken

Arnica (Bergwohlverleih)

Wichtigstes und erstes Mittel bei allen Unfällen, Verletzungen und bei Verletzungsschock!

Bewährt bei: Blutergüssen nach der Geburt, nach schwieriger Geburt (Zange, großes Baby), Dammriss, Operationen (Kaiserschnitt, Zahnextraktion)

Symptome: Prellungen, Quetschungen, Verstauchungen, Blutungen, aber auch Komplikationen nach der Geburt wie Blutung, zurückgehaltene Plazenta oder Nachwehen; Folgen von Stoß und Fall oder körperliche Überanstrengung mit Muskelkater; Sie fühlen sich zerschlagen, wund und lahm; das Bett fühlt sich zu hart an, Sie sind deshalb ruhe- und schlaflos; Sie sind überempfindlich und möchten nicht berührt werden

– durch Berührung und Bewegung; in feuchter Kälte

Arsenicum album (weißes Arsenik)

Passt zu: ruhelos, unruhig, getrieben wirkenden Frauen; Sie sind sehr ängstlich und wollen nicht alleine sein; Sie fordern, wollen Zuneigung, sind überempfindlich, sehr ordentlich und übergenau; können sehr lehrerhaft sein

Bewährt bei: Brechdurchfall, Lebensmittelvergiftungen, Übelkeit, Erbrechen, Asthma, Allergien

Symptome: sehr kälteempfindlich und verfroren; oft entkräftet, schwach und nach der geringsten Anstrengung erschöpft; zudem Herzklopfen, Atembeklemmung, pfeifende Einatmung; brennende Schmerzen; großer Durst auf warme Getränke, die dann schluckweise getrunken werden; Brechdurchfall, zum Beispiel bei Lebensmittelvergiftungen (vor allem durch Fisch und Fleisch), aber auch nach Früchten, Saurem oder kalten Getränken

– nach Mitternacht, durch Kälte, durch kaltes und nasses Wetter
+ durch Wärme und warme Getränke

Belladonna (Tollkirsche)

Passt zu: Kranken, die plötzlich aggressiv reagieren können; sie haben Fieberträume, wirken benommen, schlafen unruhig

Bewährt bei: akuten, plötzlich auftretenden, schmerzhaften und kolikartigen oder pochenden Erkrankungen und Entzündungen, die plötzlich kommen und gehen (zum Beispiel Brustentzündung oder Bauchkoliken)

Symptome: Erkrankungen mit hohem Fieber, rotem Gesicht sowie heißem und verschwitztem Kopf, aber kalten

Extremitäten; Sie »dampfen« unter der Bettdecke, möchten aber nicht aufgedeckt sein; kein Durst während des Fiebers; der Puls ist schnell, hart und klopfend; oft Folge von feuchtkaltem Wetter oder nassem Haar; typisch sind knallrote, heiße Entzündungen und brennende, reißende oder klopfende/pochende (Kopf-)Schmerzen; extreme Empfindlichkeit gegen Erschütterungen, Lärm und grelles Licht; trockener Mund, aber Abneigung gegen Wasser; kolikartige Schmerzen in Bauch, Hals und Unterleib

− nachmittags und abends; durch Berührung, Liegen
+ in Ruhe, im aufgerichteten Sitzen, beim Rückwärtsbeugen

Bryonia (rotbeerige Zaunrübe)

Passt zu: sehr reizbaren, jähzornigen Kranken; Sie wollen absolute Ruhe haben, zu Hause sein; haben oft Ärger oder Angst, die finanzielle Situation betreffend

Bewährt bei: Brustentzündung (neben Belladonna), Zerrungen, Kopfschmerzen, Durchfall, Erkältung und trockenem Husten, eventuell mit Brustschmerzen

Symptome: Beschwerden nach heißen Tagen; wenn es zuvor kühl war; zudem stechende, scharfe, reißende, ziehende Schmerzen und Entzündungen (Brust, Bauch, Kopf, Gelenke), die durch die kleinste Bewegung stärker und durch absolute Ruhe besser werden; man hält sich die Brust vor Schmerzen; Fieber oder Entzündungen entwickeln sich langsam (im Gegensatz zu Belladonna und Aconitum); außerdem sind alle Schleimhäute äußerst trocken, daher großer Durst auf kalte Getränke, die gierig getrunken werden; oft trockene, eingerissene Lippen und bitterer Geschmack im Mund; dazu starke Verstopfung mit trockenem, hartem Stuhl

− durch Bewegung, Hitze und Wärme (bei Gelenkbeschwerden kann Wärme auch lindern); durch Ärger und Aufregung
+ durch Ruhe, festen Druck (Liegen auf der schmerzenden Seite), an der frischen Luft; durch kalte Getränke

Cantharis (spanische Fliege)

Bewährt bei: Blasenentzündung, Harnwegsinfekten, Verbrennungen und Verbrühungen

Symptome: stark brennende Schmerzen; wichtigstes Mittel bei Blasenentzündung, mit schneidenden Schmerzen vor, während und nach dem Urinieren; anhaltender Drang zum Wasserlassen, doch der Urin geht nur tropfenweise ab; zudem brennt es beim Urinieren wie Feuer, und die Farbe ist rot bis rotbraun; auch Verbrennungen und Verbrühungen mit wundem Fleisch oder Sonnenbrand

– durch Trinken, Berührung, Stehen, Gehen, Urinieren

✘ Caulophyllum (blauer Cohosch)

Wichtiges Mittel während Schwangerschaft und Geburt
Passt zu: blassen, schwachen, rasch erschöpften, nervösen, zittrigen Frauen, denen schnell kalt ist

Bewährt bei: Wehen und wehenartigen Beschwerden, zur Geburtserleichterung; bei Neigung zur Fehlgeburt, Fertilitätsstörungen und lang dauernden Geburten

Symptome: Wehen sind oft unergiebig, schwach, anormal und anstrengend; zudem sehr starke, kurze, schießende, krampfartige Unterleibsschmerzen, die in alle Richtungen ausstrahlen; Sie sind verfroren und kälteempfindlich; oft durstig (im Gegensatz zu Gelsemium), auch fiebrig; außerdem Muskelschwäche und Erschöpfung (nach einer Geburt, Fehlgeburt, Abgang); auch bei Schmerzen in den kleinen Gelenken

Hinweis: Gelsemium hat ähnliche Symptome, aber nicht Durst. Es ist oft erfolgreich, wenn Caulophyllum nicht hilft.

Chamomilla (echte Kamille)

Passt zu: unruhigen, jähzornigen, zu Wutausbrüchen neigenden Menschen, die sehr schmerzempfindlich sind

Bewährt bei: Zahnschmerzen, Nachwehen, entzündeten Brustwarzen, unerträglichen Wehen; Koliken

Symptome: kolikartige Bauch- und Unterleibsschmerzen und Wehen; Sie sind heiß, schwitzig und durstig; anfallsweise Schmerzen, die unerträglich sind und ungehalten und jähzornig machen; akute Schmerzen und Entzündungen mit und ohne Fieber, die plötzlich und heftig auftreten

◾ durch Wut, Ärger, Zorn, Aufregung, Berührung und Annäherung; um 9 Uhr und von 21 bis 24 Uhr

China (Chinarinde)

Passt zu: stark geschwächten Frauen; nervös und überempfindlich gegen Schmerzen, Berührung, Lärm, Licht

Bewährt bei: Blähungen, Durchfall, Schwäche nach Flüssigkeitsverlust, Anämie, Schwindel, Ohnmacht

Symptome: Folgen von Krankheit oder Flüssigkeitsverlust (etwa Durchfall, Erbrechen, Blutungen, Geburt, Stillen); Sie wirken geschwächt, nervös und überempfindlich, haben einen niedrigen Blutdruck, Sehstörungen oder Ohrgeräusche; Sie neigen zu Schweißausbrüchen oder leiden unter starken Blähungen des ganzen Bauches; häufiges Aufstoßen, das aber keine Erleichterung bringt; auch schmerzloser Durchfall mit gelben, unverdauten Stühlen, häufig nach Obst; Heißhunger mit Gier nach Süßem oder Appetitlosigkeit

◾ durch Zugluft, Kälte, Berührung, Gerüche, Lärm, grelles Licht

Cimicifuga (Wanzenkraut)

Passt zu: Frauen, die entweder redselig und überdreht sind oder sehr ängstlich, missmutig, niedergeschlagen

Bewährt bei: depressiver Verstimmung, drohender Fehlgeburt, Rückenschmerzen, Schlafstörungen, Wehen

Symptome: bei depressiver Verstimmung (Sie sehen alles schwarz), die mit Angst, Sorgen und einer pessimistischen Einstellung einhergeht, oder schreckliche Erinnerungen an eine frühere, schwere Geburt oder eine Fehlgeburt verfolgen Sie; Sie haben Angst, den Verstand zu verlieren, oder wirken fahrig und verwirrt; stechende, spastische, kurze, schießende Unterleibsschmerzen und Wehen, strahlen in alle Richtungen aus (ähnlich wie Caulophyllum); auch Nackenschmerzen, die Wirbelsäule ist druckschmerzhaft; zudem nervöse Erregung mit Schlaflosigkeit und Zuckungen; Ihnen ist kalt, und Sie sind nervös

Coffea (Kaffee)

Bewährt bei: Unruhe, Schlafstörungen, Schmerzen, fiebrigen Erregungszuständen, Beschwerden nach der Geburt

Symptome: Schlaflosigkeit durch Nervosität; Sie sind voller Ideen, nervös, überdreht (durch die Ausschüttung von Glückshormonen, den »Endorphinen«, nach der Geburt); können nicht abschalten; sind ab drei Uhr wach; Folge von plötzlichen Emotionen, etwa Schock durch Überraschung und freudige Nachrichten; auch Zahnschmerzen

✚ Besserung der Zahnschmerzen: durch Kaltes/Eis

Colocynthis (Bittergurke)

Passt zu: gereizten, ärgerlichen und ungeduldigen Frauen, die über jede Kleinigkeit in Wut geraten

Bewährt bei: krampfartigen Bauch- und Unterleibsschmerzen, Koliken, Durchfall

Symptome: Beschwerden durch Ärger, Zorn und Aufregung; oder im Spätsommer, durch Kälte, wenn Sie überhitzt sind; zudem Krämpfe und kolikartige Bauch- und Unterleibsschmerzen, die zum Krümmen zwingen; anfallsweise, regelmäßig kommende Schmerzen

➖ bei Bewegung; durch Ärger, Essen, Trinken
➕ durch Wärme, festen Druck (Faust in den Bauch; Babys wollen auf dem Bauch liegen), Ruhe, Zusammenkrümmen

Cuprum metallicum (metallisches Kupfer)

Wichtiges Mittel bei Krämpfen (wie Waden- oder Magenkrämpfe); Krämpfe in Fingern oder Zehen (beginnend)

Symptome: krampfartiger Husten; Atemnot durch krampfartiges Zusammenschnüren der Brust, eventuell mit Erbrechen; das Neugeborene ist/wird blau und kalt (**Arzt rufen!**); Folge von Schlafmangel oder Kälte

➕ durch Trinken von kaltem Wasser, Wärme, Massage

Gelsemium (falscher Jasmin)

Wichtigstes Mittel bei Grippe (vor allem im Sommer)
Passt zu: apathisch, benommen, schlapp und energielos scheinenden Kranken; große Schläfrigkeit und Erschöpfung, können »die Augenlider kaum noch offen halten«; bei Ängsten (Lampenfieber) schwach, wie gelähmt

Bewährt bei: Nacken- und Kopfschmerzen, Erwartungsängsten (so vor der Geburt), Wehenschwäche

Symptome: Folgen von Schreck, Angst, Schock, seelischer Erregung (vor allem durch schlechte Nachrichten) oder Stress; Durchfall, Grippe oder andere Beschwerden **kurz vor der Geburt**, mit lähmender Schwäche (Lampenfieber); auch zittrige Schwäche, Erschöpfung, Sehstörungen; fehlender Durst (auffälliges Merkmal bei Fieber); zudem Frostschauer, die über den Rücken laufen, Kopf- und Nackenschmerzen sowie Migräne; des Weiteren wunde Halsschmerzen, die eventuell zum Ohr ausstrahlen, oft auch Kloßgefühl im Hals; Fließschnupfen bei einem grippalen Infekt; die Wehen sind quälend und werden schnell schwach; der Muttermund öffnet sich nicht; das Gesicht ist gerötet, wie im Rausch

➖ durch Aufregung, Schreck, Schock, Hitze, warme Räume und Sonne; vor Gewitter; durch Rauchen
➕ an frischer Luft; durch Wasserlassen

Hinweis: Das Mittel Caulophyllum zeigt ähnliche Symptome – aber mit Durst.

Hypericum (Johanniskraut)

Wichtigstes Mittel bei Verletzungen von Nervengewebe, Stauchung oder Verletzung der Wirbelsäule (Steißbeinprellung, Gehirnerschütterung); nach Rückenmarksanästhesie, geprellte oder gequetschte Finger und Zehen

Symptome: Schürf-, Platz-, Riss-, Biss- und Stichwunden, nach einem Dammriss oder -schnitt; die Nervenschmerzen sind schießend, ziehend oder schneidend; nach Operationen (Kaiserschnitt), nach einer Zangengeburt oder Zahnbehandlung; als Tinktur bewährt zur raschen Wundheilung (auch bei Pickeln oder Mundgeschwüren)

➖ durch Druck, Berührung

Ignatia (Ignatiusbohne)

Wichtigstes Mittel bei frischem Kummer

Passt zu: sensiblen, nervösen, romantischen Frauen, die zu Hysterie und widersprüchlichem Verhalten neigen; Sie seufzen und weinen viel, sind gereizt und schnell gekränkt

Symptome: Beschwerden nach Kummer, Sorgen, Enttäuschung; sehr wechselhafte Stimmungen mit Neigung zu Lach- und Weinkrämpfen (durch psychische Erregung); zudem Kloßgefühl im Hals und Beklemmung in der Brust; Übelkeit, Erbrechen, saures Aufstoßen; körperliche und psychische Symptome wechseln einander ab, sind oft sehr widersprüchlich (zum Beispiel Übelkeit oder Kloßgefühl im Hals bessert sich durch Essen); auch Kopfschmerzen, als würde ein Nagel in den Kopf getrieben oder als wolle der Schädel platzen; Schlaflosigkeit

■ beim Denken an die Beschwerden; durch Tabak (Geruch), Kaffee, Alkohol

Ipecacuanha (Brechwurzel)

Passt zu: rastlosen, unruhigen, schlecht gelaunten Kranken; Sie sind oft blass, schwächlich und erkälten sich leicht

Bewährt bei: Übelkeit, Erbrechen, Husten

Symptome: anhaltende Übelkeit und Erbrechen; das Erbrechen erleichtert aber nicht; die Zunge ist dabei meist rein, der Mund feucht mit starker Speichelbildung; anfangs trockener Husten, später mit Schleimrasseln – der Schleim lässt sich schwer abhusten; auch Husten mit Übelkeit und Erbrechen oder Husten, der mit jedem Atemzug heftiger wird; eventuell mit Erstickungsgefühl; außerdem Husten mit Heiserkeit bis Stimmverlust

Kalium carbonicum (Pottasche)

Passt zu: Frauen, die rasch müde und erschöpft sind, frieren und frösteln; oft bestehen große (Muskel-)Schwäche und ein starkes Bedürfnis nach Wärme; Sie sind ängstlich, schreckhaft und sehr schnell gereizt

Bewährt bei: Erschöpfung, Müdigkeit, Haarausfall, Kreuzschmerzen, depressiver Verstimmung, Blutarmut, Nachwehen, Neigung zur Fehlgeburt

Symptome: große Kraftlosigkeit und ohnmächtige Schwäche (nach der Geburt) oder Herzschwäche und Atemnot; auch stechende Schmerzen (Rücken, Herz, Brust, Unterleib); zudem starke Rückenschwäche und Kreuzschmerzen, die durch festen Druck, Massage und Liegen gelindert werden; auch Rückenschmerzen während der Wehen; große Infektanfälligkeit

■ durch feuchte Kälte, Luftzug, von drei bis fünf Uhr früh
➕ durch Wärme

Kalium phosphoricum (Kalium-hydrogenphosphat)

Wichtigstes (Nerven-)Tonikum

Passt zu: schlanken, nervenschwachen Kranken (»Nerven-bündeln«); Sie sind ängstlich, lethargisch, nervös

Symptome: körperliche und geistige Erschöpfung; nervöse Schwäche; Folgen von Krankheit, Sorgen, Aufregung oder Stress; zudem Schlafstörungen mit erschreckenden Albträumen; Sie sind erschöpft und ausgelaugt während und nach der Geburt, durch Überarbeitung oder Schlafmangel; mit Schwindel, Schwäche oder Ohrensausen

− morgens; durch Anstrengung, Aufregung, laute Geräusche, Föhn
+ bei Ruhe

Lachesis (Buschmeisterschlange)

Passt zu: nervösen, ruhelosen und schnell eifersüchtigen Frauen, mit großem Rededrang (springen von einem Thema zum anderen); Emotionen wie Ärger, Eifersucht oder Neid lösen oft Beschwerden aus

Bewährt bei: Entzündungen aller Art, Hals- oder Unterleibsschmerzen, depressiver Verstimmung

Symptome: die Beschwerden treten oft linksseitig auf; Sie sind äußerst überempfindlich gegen Berührung und Enge; Beengung am Hals wird nicht vertragen; auch Kloßgefühl im Hals; Sonne und Wärme werden auch nicht vertragen; zudem dunkel- bis blaurote Entzündungen (etwa von Hals, Mandeln, Krampfadern), die äußerst berührungs- und hitzeempfindlich sind; Sie wachen mit den Beschwerden häufig auf

+ durch kalte Anwendungen
− nach dem Schlaf; durch Hitze, Sonne, Wetterwechsel von kalt nach warm; Beengung am Hals

Magnesium phosphoricum (Magnesiumphosphat)

Wichtiges Mittel bei Krämpfen und Koliken
Passt zu: eher müden, erschöpften, mageren Frauen

Symptome: Bauchkrämpfe (Blähungskolik); Blähungsabgang lindert jedoch nicht (im Gegensatz zu Colocynthis); auch Waden-, Muskel- und Schreibkrämpfe

➖ nachts; durch Kälte, Luftzug, Aufregung
➕ alle Beschwerden bessern sich durch Wärme (Wärmflasche), Zusammenkrümmen, Druck, Reiben und Massagen

Natrium chloratum (Kochsalz)

Passt zu: sensiblen, introvertierten, mitfühlenden Frauen, die schon lange unter Kummer leiden, sich schnell zurückziehen und rasch reizbar und nachtragend sind

Bewährt bei: depressiver Verstimmung, Fließschnupfen, Kopfschmerzen, Herpes, Sodbrennen, Herzklopfen, Haarausfall, Schwindel

Symptome: Folgen von Kummer, Trauer und Enttäuschungen mit Abneigung gegen Mitleid; ziehen sich zurück, wirken verschlossen und depressiv und grübeln über Vergangenes; Sie wollen alleine sein, um zu weinen, oder brechen plötzlich in Tränen aus; wenn Sie nicht beachtet werden, können Sie sehr reizbar und nachtragend werden; auch Schwäche oder depressive Verstimmung nach der Geburt; zudem Fließschnupfen, tropfende Nase, heftige Niesanfälle und Erkältung mit rissigen Mundwinkeln und Fieberbläschen; Sie fühlen sich morgens im Bett erschöpft und schwach, leiden unter Übelkeit, Sodbrennen, Verlangen nach Salzigem; tagsüber haben Sie Migräne mit Sehstörungen; auch bläschenartige Hautausschläge (Herpes)

➖ morgens und mittags; durch Geräusche, Licht, Sonne und Hitze; am Meer; durch Stress; Liegen auf der linken Seite

Nux vomica (Brechnuss)

Passt zu: meist dünnen, aktiven, nervösen, gestressten Großstadtfrauen; Managertypen, durch berufliche Überlastung, viel Nikotin und Kaffee gereizt, überempfindlich

Bewährt bei: Bauchschmerzen, Blasenentzündung, Übelkeit, Erbrechen, Erkältung, Hals- und Kopfschmerzen, Schnupfen, Verstopfung, Hämorrhoiden, Schlafstörungen

Symptome: gereiztes, cholerisches Verhalten; Beschwerden nach zu reichlichem oder zu schwerem Essen, nach verdorbener Nahrung; nach Arzneimitteln, Drogen, Nikotin oder anderen Stimulanzien; das Gefühl, als läge ein Stein im Magen, ist typisch oder Übelkeit und Würgen, ohne richtig erbrechen zu können; auch krampfartige Schmerzen (Koliken, Darm, Blase) oder Verstopfung mit vergeblichem Stuhldrang; zudem Kater, Kopfschmerzen an Hinterkopf und Stirn; Sie sind überempfindlich gegen Lärm, Licht, Gerüche; Sie frieren und erkälten sich leicht

■ morgens; nach geistiger Anstrengung; durch Ärger, Zorn, Aufregung, Kälte und Luftzug
■ abends, in der Ruhe, durch Wärme

Phosphorus (gelber Phosphor)

Passt zu: sympathischen, extrovertierten, herzlichen und hilfsbereiten Frauen, die gerne ihre Gefühle zeigen; oft schlank, mit feinem rötlichem Haar, grazilem Äußeren

Bewährt bei: Husten, Heiserkeit, Blutungen, Schwindel

Symptome: Sie haben viele Ängste (Dunkelheit, Gewitter, Geister), sind stark beeindruckbar und sehr schreckhaft; Sie sind schnell erschöpft, erholen sich aber auch leicht (zum Beispiel nach kurzem Schlaf); meist großer Durst auf kalte Getränke; Sie bekommen schnell blaue Flecke und bluten leicht; auch stark brennende Schmerzen, eine raue Stimme bis Stimmlosigkeit oder harter, trockener Husten (mit blutgestreiftem Auswurf)

➖ durch kalte Luft, beim Übergang vom Kalten ins Warme; abends; bei Gewitter; durch Elektrosmog, Wasseradern; beim Liegen auf der linken Seite
➕ an frischer Luft; nach Schlaf/Essen

Phytolacca (Kermesbeere)

Wichtiges Mittel in der Stillzeit!
Passt zu: sich müde, kaputt und zerschlagen fühlenden Frauen, die dabei aber ruhelos sind

Bewährt bei: Schmerzen und Entzündung von Brust und Brustwarze, Störung des Milchflusses; Halsschmerzen

Symptome: Brustentzündung stillender Mütter; die Brust ist steinhart und sehr empfindlich; Knoten in der Brust und Milchstau; auch rissige, wunde Brustwarzen; beim Saugen des Kindes strahlen die Schmerzen von der Warze in die ganze Brust aus; zudem Halsschmerzen mit dunkelrotem Rachen, Schmerz strahlt beim Schlucken bis zum Ohr aus; Lymphknoten (Hals/Brust) sind geschwollen und schmerzen; die Zunge hat eine rote Spitze

➖ nachts; durch nasskaltes Wetter, Bewegung; durch heiße Getränke (Halsschmerzen)
➕ durch Wärme und Ruhe

Pulsatilla (Küchenschelle)

Wichtiges Frauenmittel!
Passt zu: meist sanften, nachgiebigen, unentschlossenen Frauen (oft blauäugig, blond); wenn erkrankt, sind sie sehr weinerlich, launisch, widersprüchlich und ruhelos; können schlecht alleine sein, suchen nach Gesellschaft, Sympathie, Trost

Bewährt bei: vielen Erkrankungen und Beschwerden (wie Ausfluss, Reizblase, Verdauungsprobleme, hormonelle Probleme, Probleme während der Schwangerschaft und der Stillzeit, Erkältungen)

Symptome: Verlangen nach frischer Luft, warme, stickige Räume sind unerträglich; durstlos, obwohl der Mund trocken ist; Schleimhautabsonderungen (Scheide, Nase, Bronchien) sind dick, grüngelb und mild; Verdauungsbeschwerden wie Übelkeit und Erbrechen; vor allem nach zu fettem, schwerem Essen und Eis; wandernde und wechselhafte Beschwerden

■ durch Hitze, Wärme, Ruhe; fettes Essen, Eis
✚ leichte Bewegung an der frischen Luft
Hinweis: Das Mittel kann helfen, Babys aus der Steiß- oder Querlage in die richtige Position zu drehen (siehe Seite 79).

Rhus toxicodendron (Giftsumach)

Bewährt bei: Verrenkung, Zerrung, Überdehnung, Grippe mit Gliederschmerzen, Herpes, Rückenschmerzen

Symptome: Folgen von Zerrungen, Verrenkungen und Überanstrengung wie Gelenkschmerzen mit Steifheit; charakteristisch: anfängliche Verschlimmerung bei Bewegung, bessert sich aber bei fortlaufender, leichter Bewegung; Beschwerden durch Nässe, Kälte und Luftzug, vor allem nach Schwitzen; auch grippale Infekte mit Gliederschmerzen und Fieberbläschen; eventuell großer Durst mit Verlangen nach Milch; der Zungenbelag ist häufig dunkelbraun, die Zungenspitze aber rot; Unruhe und ständiger Bewegungsdrang

■ in der Ruhe; nachts im Bett; im Sitzen; beim Liegen auf der schmerzenden Seite; zu Beginn einer Bewegung
✚ bei warmem Wetter, durch Wärme und Massagen

Sepia (Tintenfisch)

Wichtiges Frauenmittel!
Passt zu: oft braun- oder dunkelhaarigen Frauen (eher männlicherer Typ, kleiner Busen, schöne, große Augen, stärkere Körperbehaarung), mit braunem, leicht gelbli-

chem Teint und gelblich braunen Flecken (vor allem auf der Nase und im Gesicht); Sie haben oft kalte Hände und kalte Füße, frieren leicht, zeigen großes Verlangen nach Ruhe und Einsamkeit mit Abneigung gegen Beruf, Familie und Sex; Sie sind reizbar, apathisch oder depressiv und fühlen sich leicht angegriffen, neigen zu Unmut und Wut

Bewährt bei: vielen Erkrankungen und Beschwerden (wie Ausfluss, Verdauungsprobleme, hormonelle Probleme, Probleme während der Schwangerschaft und Stillzeit, Senkungsbeschwerden)

Symptome: Bänderschwäche mit Senkung (Gefühl der Senkung) innerer Organe (Gebärmutter, Blase); zudem ziehender Schmerz nach unten, Sie wollen sich daher setzen und die Beine übereinanderschlagen; Sie können den Urin nicht halten; Sie leiden unter Morgenübelkeit und Leeregefühl im Magen, selbst nach dem Essen, Sie lieben Saures; haben Schmerzen beim Geschlechtsverkehr; außerdem Verstopfung und Kugelgefühl im Rektum; auch juckende, trockene oder bläschenartige Hautausschläge; Sie mögen kräftige Bewegung wie Sport und Tanzen

— morgens, abends; durch Kälte, Nässe, Geruch/Anblick von Speisen; vor Gewitter
+ durch Essen; in der Wärme

Staphisagria (Stephanskörner)

Passt zu: schüchternen Frauen, die allen äußeren Eindrücken gegenüber höchst sensibel reagieren; sie fressen ihre Probleme in sich hinein, bis sie »platzen«

Bewährt bei: Damm- oder Kaiserschnitt, Blasenreizung

Symptome: Folgen von Demütigung, Tadel, Kummer oder Zorn; das Mittel wird auch »Arnica der Seele« genannt; zudem Schnittverletzungen, auch Operationen oder nach Damm- oder Kaiserschnitt (nach Arnica, siehe Seite 107);

zudem überempfindliche Vagina mit Schmerzen beim Sex; Blasenreizung nach Sex; Folgen von sexuellem Missbrauch; auch bei Karies; die Zähne werden schwarz

Sulfur (Schwefelblüte)

Passt zu: Frauen mit trockener, unreiner Haut und sprödem Haar, denen vor allem im Bett oft zu heiß ist

Bewährt bei: Hautausschlägen, Durchfall, Verstopfung, Schlafstörungen und Beschwerden zu Ende der Schwangerschaft. Besonders bewährt, wenn sorgfältig gewählte Mittel nicht helfen; es bringt dann die Reaktionsbereitschaft des Körpers in Gang (»Reaktionsmittel«)

Symptome: juckende, heiße und/oder brennende Haut; trockene, schuppige, brennende und juckende Hautausschläge, auch Hautjucken; Kratzen ist anfangs angenehm, danach brennende Haut, die oft blutig gekratzt wird; Sie fühlen sich oft am Vormittag gegen elf Uhr plötzlich schwach und müssen unbedingt etwas essen; alle Körperausscheidungen (Speichel, Schweiß, Stuhl) haben einen unangenehmen Geruch (zum Beispiel heiße Schweißfüße); Sie haben einen katzenartigen Schlaf, wachen häufig auf, werden durch das geringste Geräusch wach, sind schlaflos zwischen zwei und fünf Uhr; Durchfall treibt Sie morgens aus dem Bett, oder Sie haben Verstopfung mit großem, schmerzhaftem Stuhl; Sie verlangen nach Süßem und vertragen keine Milch

▬ durch Wärme, vor allem Bettwärme; durch Baden und Waschen; vormittags und abends; durch Kratzen
✚ an der frischen Luft

Warnung: Sulfur kann als Erstreaktion auch Hautausschläge hervorrufen oder verschlimmern! Deshalb ist bei Neigung zu Hautproblemen eine einschleichende Dosierung empfehlenswert: beginnend mit einem Globulus, einem Tropfen oder einer Vierteltablette. Falls keine Erstreaktion auftritt, tägliche Steigerung bis zur empfohlenen Dosis.

Zum Nachschlagen

Register

Für Ihre Hausapotheke

Ledertaschen in verschiedenen Größen samt Zubehör: Taschenvertrieb Gegko, Herr Robert Yap, Wertinger Str. 4, 86456 Gablingen, E-Mail: mail@gegko.de, Webseite: www.gegko.de.
So können Sie sich Ihre Taschenapotheke auch selbst zusammenstellen; Infos über mit Globuli befüllte Taschen finden Sie auf der Homepage www.svensommer.com.

Homöopathika – Bezugsquellen

Sollte Ihre Apotheke ein Mittel nicht beziehen können, dann bestellen Sie es zum Beispiel bei der Odilien-Apotheke, Röthgener Str. 26, 52249 Eschweiler, Tel.: 02403-26830, www.odilien-apotheke.de oder in England: Helios Homoepath, 97 Camden Road, Tunbridge Wel, Kent TN1 2QR, Tel.: 00441892537254, Fax: 00441892546850, E-Mail: pharmacy@helios.co.uk (über www.helios.co.uk auch über das Internet zu bestellen).

Beachten Sie, dass die Globuli (engl. granules) im Ausland meist größer sind. Hier reicht dann ein Globulus als Gabe.

Bücher,
die weiterhelfen

Graf, Friedrich P.: Ganzheitliches
  Wohlbefinden – Homöopathie
  für Frauen. Herder, Freiburg
Lothrop, Hanna: Das Stillbuch.
  Kösel, München
Moskowitz, Richard: Homöo-
  pathie für Schwangerschaft
  und Geburtshilfe. Haug,
  Heidelberg
Roy, Carola und Ravi: Homöo-
  pathie für Mutter und Kind.
  Goldmann, München
Sommer, Sven: Der große GU
  Kompass Homöopathie.
Sommer, Sven: GU Kompass
  Homöopathie für Kinder.
Sommer, Sven: Homöopathie –
  Sanfte Selbsthilfe. Alle Titel:
  Gräfe und Unzer Verlag,
  München
Stadelmann, Inge: Die Hebam-
  mensprechstunde. Stadel-
  mann Verlag, Ermengerst
Wiesenauer, Markus, und
  Knapp, Sabine: Homöopathie
  für Schwangerschaft und
  Babyzeit. Gräfe und Unzer
  Verlag, München

Adressen,
die weiterhelfen

Homöopathie:
Deutsche Gesellschaft für
  klassische Homöopathie,
  Saubsdorfer Straße 9,
  D-86807 Buchloe
Homöopathie-Forum,
  Grubmühler Feldstraße 14b,
  D-82131 Gauting
Fachverband Deutscher
  Heilpraktiker,
  Neumarkter Straße 87,
  D-81673 München
Deutsche Homöopathie-Union
  (DHU), Ottostraße 24,
  D-76227 Karlsruhe;
  www.dhu.de
Ärztegesellschaft für Klassische
  Homöopathie,
  Kirchengasse 21,
  A-5020 Salzburg,
  Österreich
Schweizerische Homöopathie
  Gesellschaft, Postfach 1050,
  CH-8134 Adliswil, Schweiz

Hebammenverbände:
Fragen Sie auch bei Ihrem Ge-
  sundheitsamt nach.
Bund freiberuflicher Hebammen
  Deutschlands e. V. (BfHD),
  Kasseler Str. 1a,
  60486 Frankfurt;
  www.bfhd.de
Bund Deutscher Hebammen e. V.
  (BDH), Gartenstr. 26,
  76133 Karlsruhe;
  www.bdh.de

Dr. Schneile

Impressum

© GRÄFE UND UNZER VERLAG GmbH, München

Das Werk inklusive aller seiner Teile ist urheberrechtlich geschützt. Alle Rechte vorbehalten, insbesondere © GRÄFE UND UNZER VERLAG 2015, ISBN978-3-8338-5119-3.

Programmleitung: Ulrich Ehrlenspiel
Redaktion: Eva Dotterweich
Lektorat: Maja Mayer und Michaela Filosoglou
für bookwise, München
Korrektorat: Fritz Jensch
Satz: Buchflink Rüdiger Wagner, Nördlingen
Bildredaktion: Henrike Schechter
Gestaltung: independent Medien-Design GmbH, München
Fotos: Cover: Dr. Dieter Knapp; U4: Mauritius (links); GU:
Kai Stiepel (rechts)
Produktion: Gloria Pall
Druck und Bindung: Ludwig Auer GmbH, Donauwörth

ISBN 978-3-8338-1447-1

1. Auflage 2009

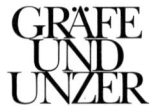

GRÄFE
UND
UNZER

Ein Unternehmen der
GANSKE VERLAGSGRUPPE